"十二五"职工安全生产教育丛书

WHO-卫生部基本职业卫生服务项目

工作场所正己烷职业安全卫生防护手册

中国疾病预防控制中心
职业卫生与中毒控制所
组织编写

深圳市宝安区疾病预防控制中心
广东省职业病防治院
执笔

中国工人出版社

图书在版编目(CIP)数据

工作场所正己烷职业安全卫生防护手册／中国疾病预防控制中心组织编写．—北京：中国工人出版社，2012.11

ISBN 978-7-5008-5326-8

Ⅰ.①工…　Ⅱ.①中…　Ⅲ.①有毒气体—防护—手册
Ⅳ.①X965-62

中国版本图书馆 CIP 数据核字(2012)第 254036 号

工作场所正己烷职业安全卫生防护手册

出 版 人　芮宗金
责任编辑　安　静
责任校对　赵贵芬
责任印刷　栾征宇
出版发行　中国工人出版社(北京市东城区鼓楼外大街 45 号　邮编:100120)
网　　址　http://www.wp-china.com
电　　话　010-62350006(总编室)
010-62382916(职工教育分社)
010-82075964(传真)
发行热线　010-62005996　82075964(传真)
经　　销　各地书店
印　　刷　北京市密东印刷有限公司
开　　本　850 毫米×1168 毫米　1/32
印　　张　4.25
字　　数　30 千
版　　次　2012 年 11 月第 1 版　2017 年 5 月第 4 次印刷
定　　价　12.00 元

工作场所正己烷职业安全卫生防护手册

编 委 会

主　　编　吴礼康　张　敏　丘创逸

编　　委　（按姓氏拼音排序）

杜燮祎　胡　莉　黄先青　刘益民
李　涛　李文捷　彭巨成　田亚锋
温贤忠　王丽华　于淑江　朱志良
张新东

绘　　图　王塑亮

前 言

正己烷具有高挥发性和良好的脱脂性，常作为除污清洗剂（如白电油等）的主要组分，在电子（尤其是手机制造业）、五金、印刷、制鞋和油漆等行业得到广泛应用。正己烷虽不属于卫生部颁布的《高毒物品目录》（2003版）中的物质，却具有蓄积作用，可经呼吸道和皮肤等多种途径进入人体，在工作场所通风不良、缺乏个人防护、超时劳动等不良作业条件下，会引起职业性慢性正己烷中毒，损害劳动者周围神经系统，甚至造成四肢瘫痪，常呈群发性中毒事件出现。该病发病隐匿且缓慢，类似“风湿病”表现而易被误诊，治疗与康复期长达两三年之久，给劳动者带来极大的伤害，也给企业造成经济损失，社会影响恶劣，一度成为社会关注的焦点和热点问题。

我国虽已制定了正己烷工作场所的职业接触限值和职业病诊断标准，也颁布了一系列指导用人单位改善工作场所条件的规范，为中小微企业控制正己烷职业危害发挥了一定的作用，但尚无针对正己烷职业防护的指导性手册。因此，卫生部将《正己烷职业危害防护导则》纳入2011年职业卫生标准制（修）订计划并已完成研制以报批稿待批。根据该导则的技术要点，按照世界卫生组织（WHO）与卫生部开展基本职业卫生服务试点中、小、微企业干预项目的要求，本书编写组总结了来自电子、印刷、五金等行业三十余家企业对正己烷职业危害预防控制的经验，特编写了本手册。

良好的职业卫生实践经验表明，正己烷的职业危害是完全可以预防控制的，本手册阐述了这些简单易行、质优价廉、行之有效的预防控制措施，可以改善工作环境，提高生产效率。本手册包括8章70个适用于生产和使用正己烷的工作场所的职业安全卫生防护要点，并配有直观的图例。8章分别是正己烷的使用、储存和运输；厂房设计、通风、采光与照明；机械安全；工作场所职业危害控制；辅助设施；应急准备与处理；职业安全卫生管理以及正己烷的职业安全与健康问答。

该手册适用于生产和使用正己烷企业的培训和年度检查，也适用于职业卫生服务机构和职业卫生监督管理部门指导、咨询和宣传工作。生产和使用正己烷企业的管理者和劳动者可以对照这本手册检查自己的劳动条件和工作环境，并按要求落实整改，以保证企业能够持续、健康、稳定地发展。

本手册由中国疾病预防控制中心职业卫生与中毒控制所组织编写，宝安区疾病预防控制中心负责执笔。

期待本手册的推广应用能够帮助企业预防控制正己烷的职业危害，并期待同行将预防控制正己烷职业危害的实践经验用于改善本手册。

编 者

2012年6月

使用说明

1. 适用范围

本手册适用于生产和使用正己烷的中、小、微企业和家庭式作坊等非正规经济的作业场所的职业安全卫生，也适用于职业卫生监督管理部门与职业卫生技术服务机构指导、宣传。

2. 如何使用本手册

（1）首先对工作场所进行巡检。

（2）仔细阅读手册上的每个问题，寻找适宜的解决方法，并回答“是否要采取行动”。

①如果已采用或不需要采用该项措施，选择“否”；

②如果认为该项措施值得实施，选择“是”；

③在“备注”下写出应当采取措施的建议和位置。

（3）根据手册上的要求检查后，对所有回答“是”的问题根据其重要性，确定需要“优先解决”的问题。

目 录

第一章

正己烷的使用、储存和运输

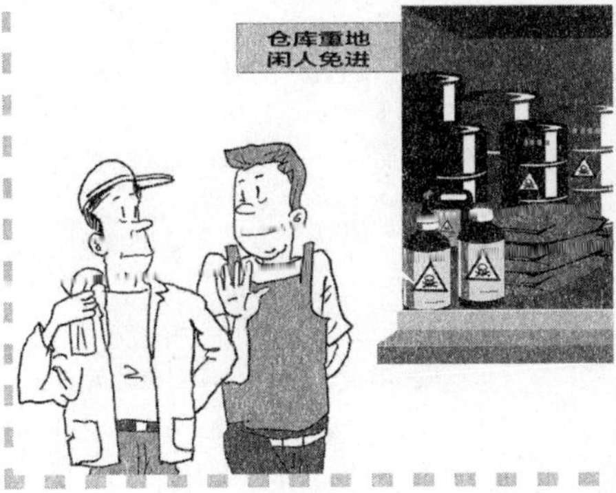

1 检查和评估化学品中是否含有正己烷

不同化学品中正己烷的含量不同，化学品中正己烷含量越高，对人的健康危害就越大。常见的含有正己烷的化学品有清洗剂和稀释剂等，常用的行业有电子、印刷、制鞋和油漆行业等。因此要安排专门人员检查和评估化学品中是否含有正己烷，尽量选择正己烷含量低的化学品，使用无毒或低毒的化学替代品，如正庚烷、正戊烷、酒精等。

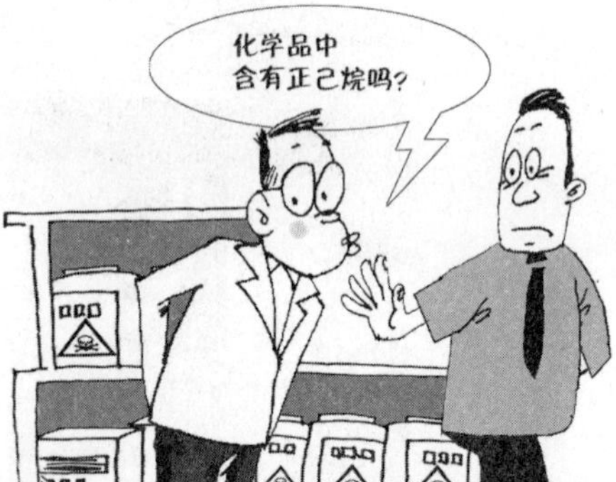

你打算行动吗?

□是 □否 □会优先解决

备注（记录化学物品名称）：

____

____

2 通过资料来识别正己烷

通过资料来掌握正己烷的基本信息（包括物质鉴别、外观和气味、物理化学性质、反应性和接触限值等），详见第八章。

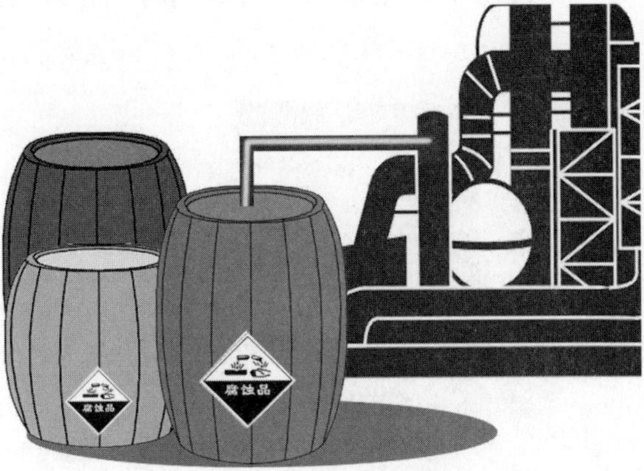

你打算行动吗?

□是 □否 □会优先解决

备注（记录未解决的问题）：

____

____

____

____

____

3 通过供应商来识别正己烷

提供符合要求的“物质安全数据说明书（MSDS）”是供应商的法定职责。在采购时，应要求供应商提供MSDS和合格的挥发性组分检测报告原件。使用不明化学成分的溶剂时，应进行抽样检测，以确定挥发性气体中是否含有正己烷。

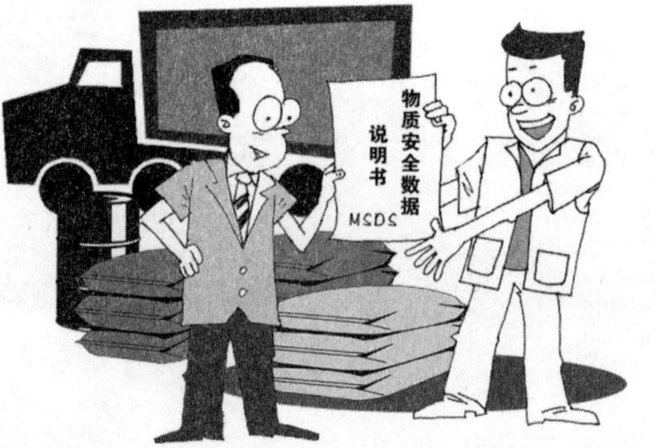

你打算行动吗？

□是　□否　□会优先解决

备注（查看MSDS和质谱报告）：

____

____

____

____

____

4 化学品的包装容器上应有标签

在工作场所使用的所有化学品包装上都应有标签，分装化学品的容器上也要贴上标签。

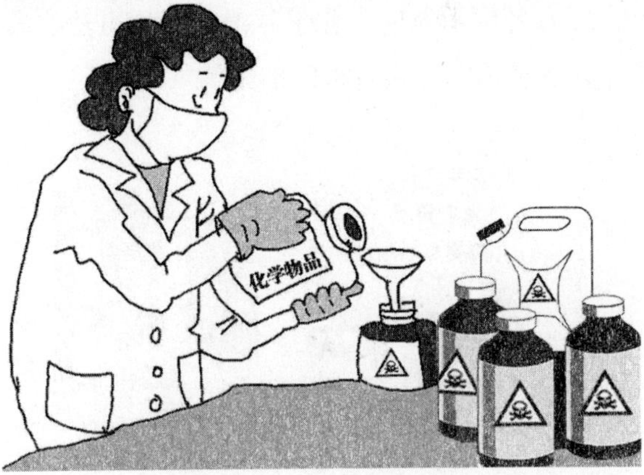

你打算行动吗？

□是　□否　□会优先解决

备注（检查化学物品容器标签，记录问题）：

____

____

____

____

____

____

5 化学品标签应符合规范要求

供应商提供的化学品标签应有中文说明，包括以下信息：产品标识（化学名或商品名）、危害警示、厂商名称和地址、化学品泄漏处置方法、安全储存方法和预防健康危害的措施等。

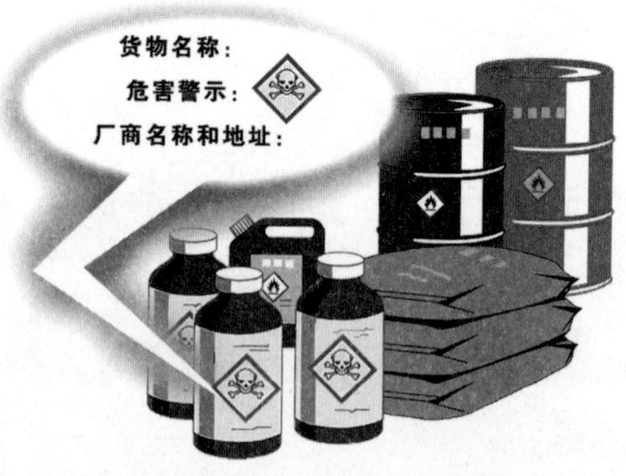

你打算行动吗？

□是　□否　□会优先解决

备注（记录标签信息）：

____

____

____

____

____

____

6 储存化学品的容器要盖紧

正己烷具有高挥发性，盖紧储存化学品的容器瓶盖，可以有效降低正己烷在工作场所空气中的浓度，保护劳动者健康。

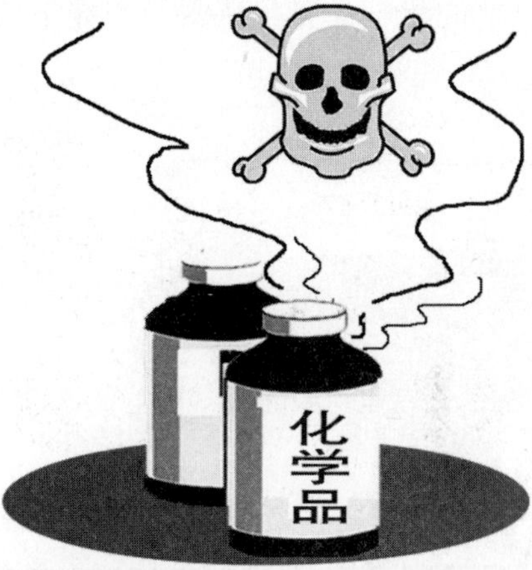

你打算行动吗?

□是　□否　□会优先解决

备注（记录化学物品密闭情况）:

____

____

____

____

____

7 化学品应尽量储存在仓库里

按照化学品的危险性分类，将含有正己烷的化学品存放于阴凉通风的仓库，注意与引火源（如发电机、变压器等）分开。严禁吸烟。不应将含正己烷的化学品直接暴露于阳光下或高温场所，以免发生自燃。

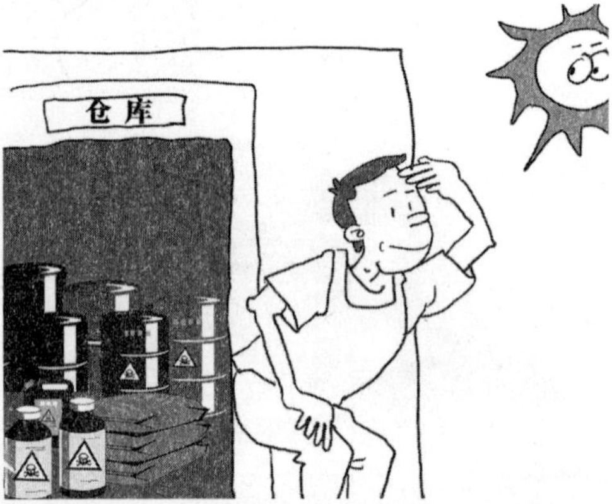

你打算行动吗?

□是 □否 □会优先解决

备注（记录未解决的问题）：

____

____

____

____

8 化学品储存区域应限制人员接近或进出

限制和控制人员接近化学品储存区域，并严格按规定进出化学品仓库。

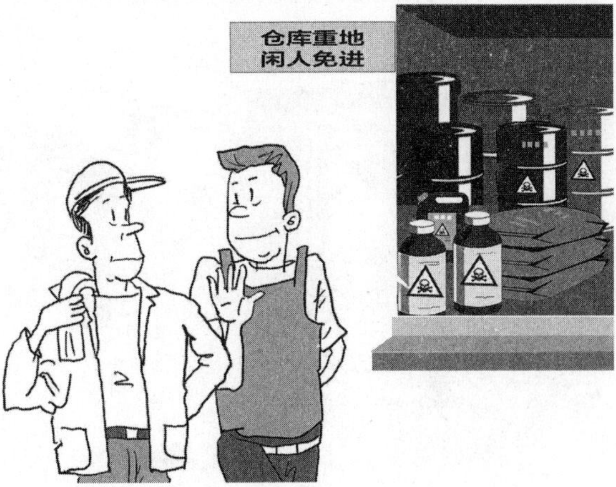

你打算行动吗?

□是　□否　□会优先解决

备注（检查登记记录）:

______

______

______

______

______

9 化学品应分类储存，存取记录要完善

按照易燃易爆物品管理正己烷，根据正己烷的含量和储存量分类存放，含正己烷的化学品不能与氧化剂类化学品共同存放，做好存取记录。

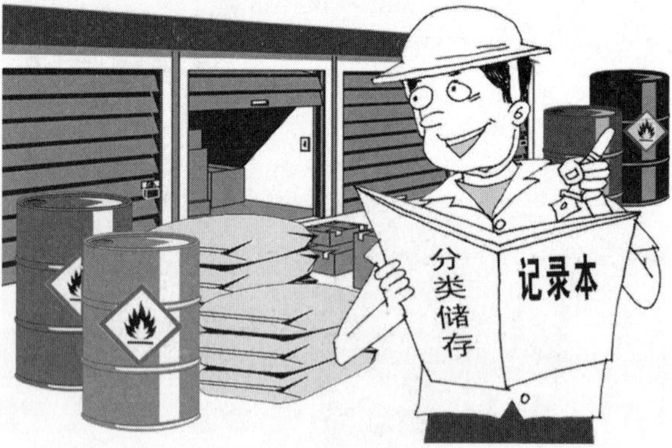

你打算行动吗?

□是　□否　□会优先解决

备注（记录物品储存情况）:

10 应将化学品放置在货架上

工作场所应将含正己烷的化学品放在货架上，不要随便放置在地面上。

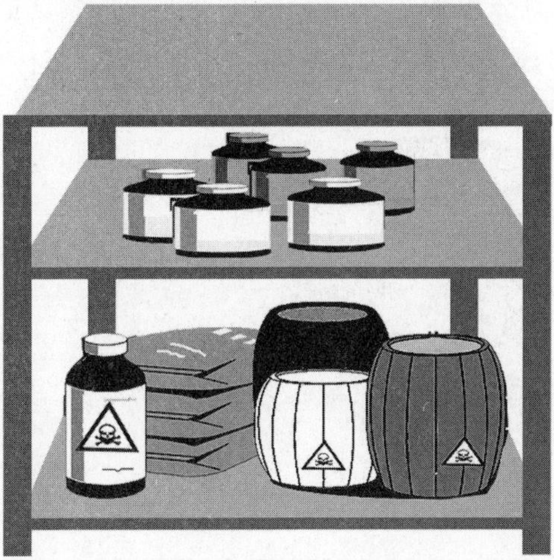

你打算行动吗?

□是　□否　□会优先解决

备注（记录化学物品名称）:

____

____

____

____

____

11 标签不明的化学品应指定一个名称

对于标签不明的化学品，应在化学品清单中指定一个名称（如未知化学品1、未知化学品2），并张贴到该化学品的容器上，说明它们在工厂中的自然方位，以便在后期追踪时补充标签。

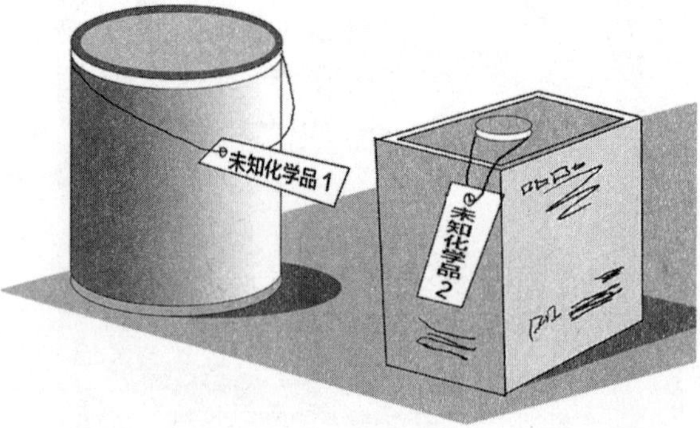

你打算行动吗?

□是　□否　□会优先解决

备注（记录未知化学物品位置）：

____

____

____

____

____

12 暂不需要的化学品不要放置在工作场所

化学品按照工作班的需要量领取，暂不需要的物品，尤其是一些储存化学品的容器，应存放在库房。

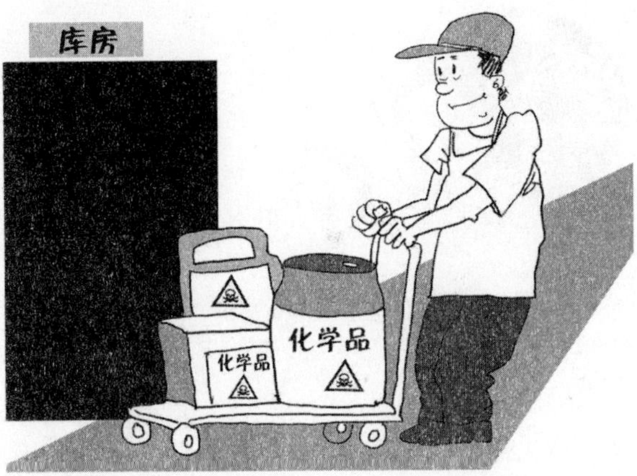

你打算行动吗?

□是 □否 □会优先解决

备注（记录存放化学物品容器名称）：

____

____

____

____

13 化学品应控制储存量

与供货商建立良好供货关系，尽量减少易燃易爆危险品库存量。实行“零”库存最为理想。

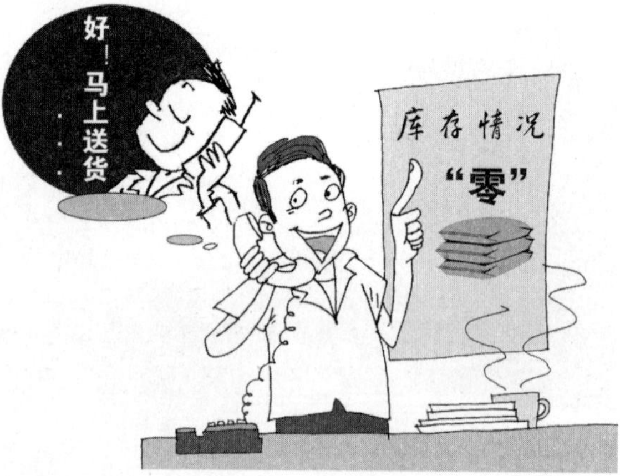

你打算行动吗？

□是　□否　□会优先解决

备注（记录危险品储存情况）：

____

____

____

____

14 在化学品运输和储存过程中确保其包装完整

在化学品运输和储存过程中应确保其包装完整，如包装破损应及时处理，避免有毒气体逸出。包装不符合要求的含正己烷的化学品须退回供应商。

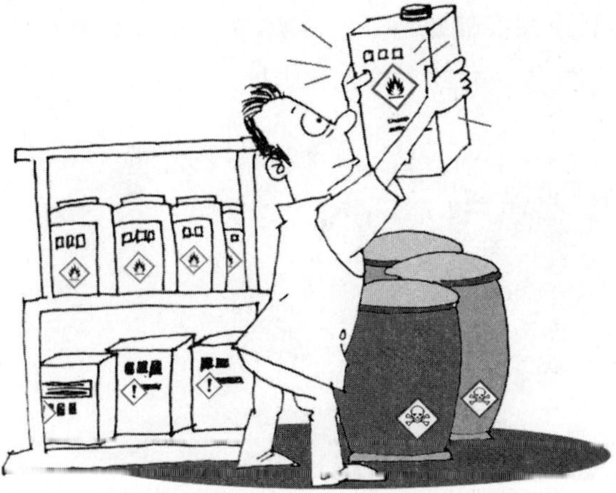

你打算行动吗？

□是　□否　□会优先解决

备注（记录化学物品包装情况）：

____

____

____

15 尽量采用自动化和密闭化输送化学品，减少跑、冒、滴、漏

在生产过程中，物料泄漏会污染作业环境，甚至会造成职业中毒事故。对容易发生泄漏的设备，如管道（包括管道、法兰、接头）、阀门、容器或泵、储罐等，应采用优质材料和密封性可靠的配件，并经常检查和维护。

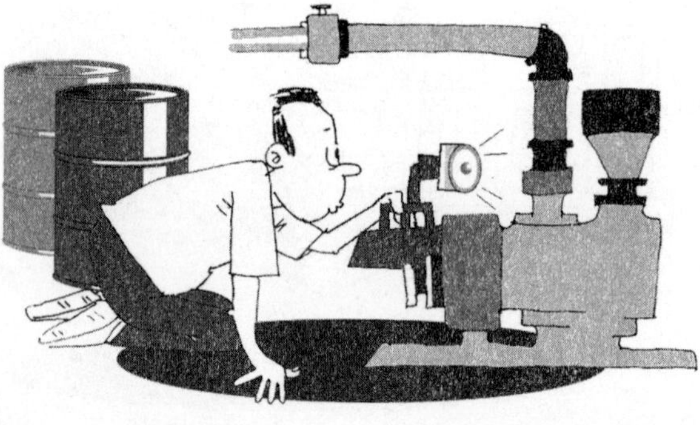

你打算行动吗?

□是　□否　□会优先解决

备注（记录检查情况）：

____

____

____

____

16 转移物料时应避免手工搬运

应提供手推车、轨道车及其他简易运输工具等来转移物料，避免手工搬运。

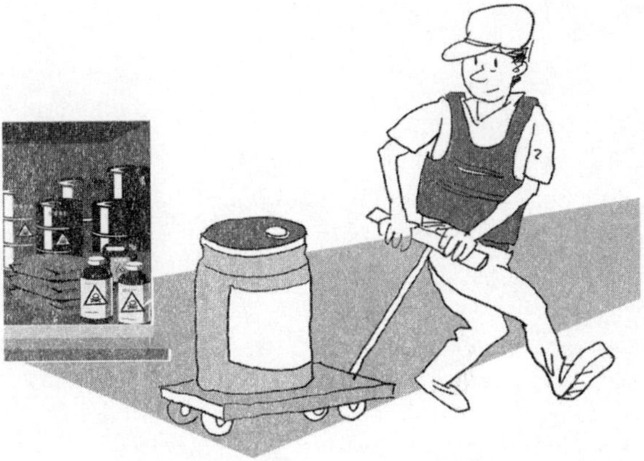

你打算行动吗？

□是　□否　□会优先解决

备注（记录运输和遗漏情况）：

____

____

____

____

____

第二章

厂房设计、通风、采光与照明

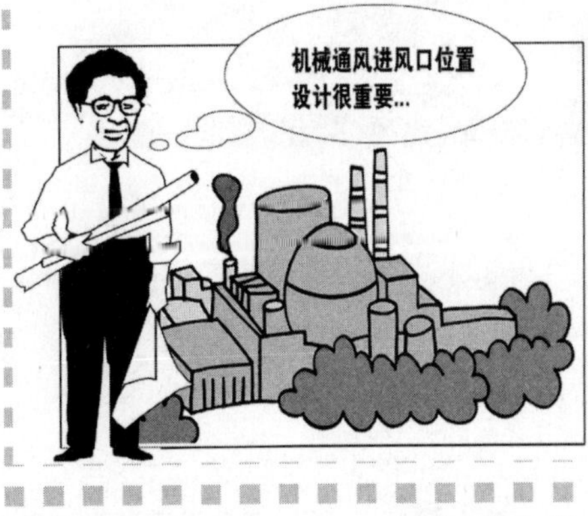

17 厂房总平面布置功能分区要明确，生产区与办公区要隔开

将生产区和辅助生产区布置在当地全年最小频率风向的上风侧，办公区应布置在下风侧。

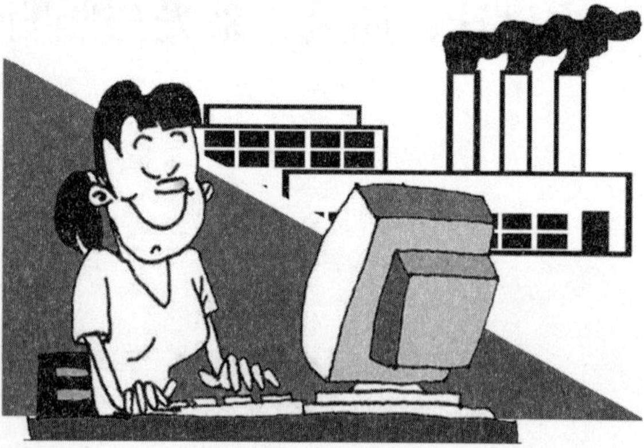

你打算行动吗？

□是　□否　□会优先解决

备注（向气象部门了解当地全年最小频率风向）：

____

____

____

____

____

18 工作场所不住人

为了员工健康着想，将员工安排在远离工业区的地方生活，工作场所不住人。有健康的员工，才有企业可持续发展的未来。

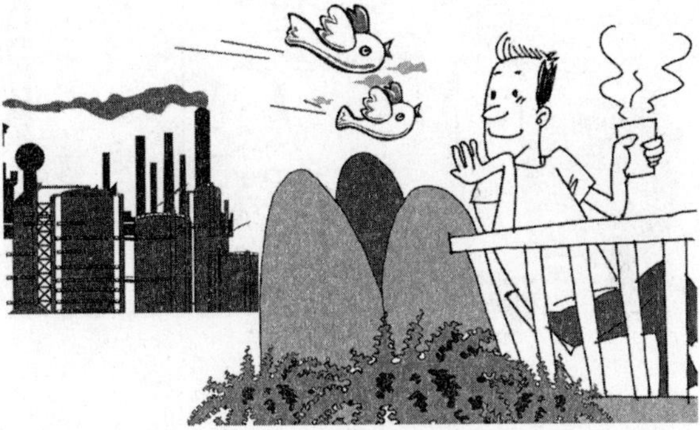

你打算行动吗?

□是　□否　□会优先解决

备注（工作场所住人吗？）：

____

____

____

____

19 设计化学品仓库时，要考虑事故通风

储存化学品的仓库要设计事故通风防护设施，换气次数不少于12次/h，以保证发生泄漏事故时，化学品安全有保障。

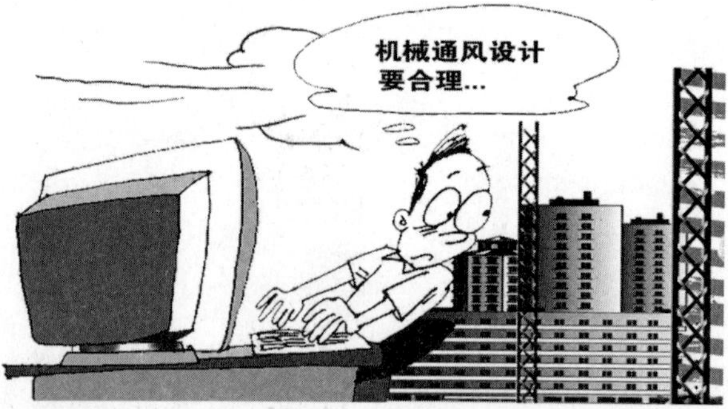

你打算行动吗?

□是　□否　□会优先解决

备注（记录未解决的问题）：

______

______

______

______

______

______

20 使用集中空调时要有足够的新风量

使用正己烷的场所不宜使用集中空调，确需使用集中空调的工作场所，换气量除能保持冷、热调节外，应保证人均新风量≥$30m^3/h$。

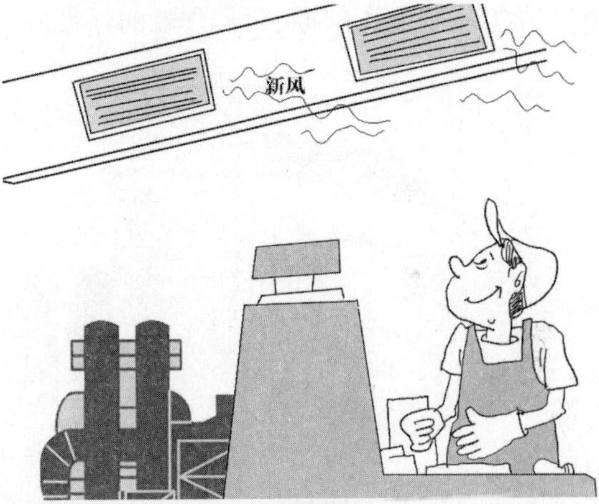

你打算行动吗？

□是　□否　□会优先解决

备注（有无新风量？）：

____

____

____

____

____

21 在清洗工序安装局部排风系统

排毒罩口应尽量靠近发生源，并加设围档；罩口的形状与大小应与发生源的逸散区域和范围相适应；罩口应迎着正己烷气流的方向，吸入排毒罩口的气流路径，不应通过操作者的呼吸带。

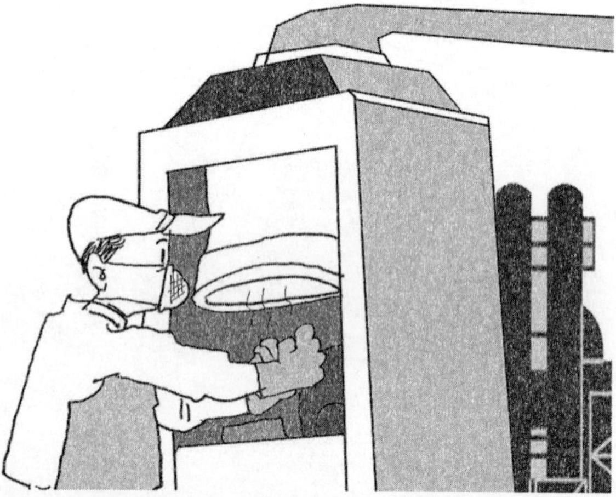

你打算行动吗?

□是 □否 □会优先解决

备注（记录局部通风情况）：

____

____

____

22 正确使用风扇

风扇和气流通道之间不应有障碍物，最好单侧使用风扇排风以防发生涡流。受污染的空气排出路径不能流经劳动者。

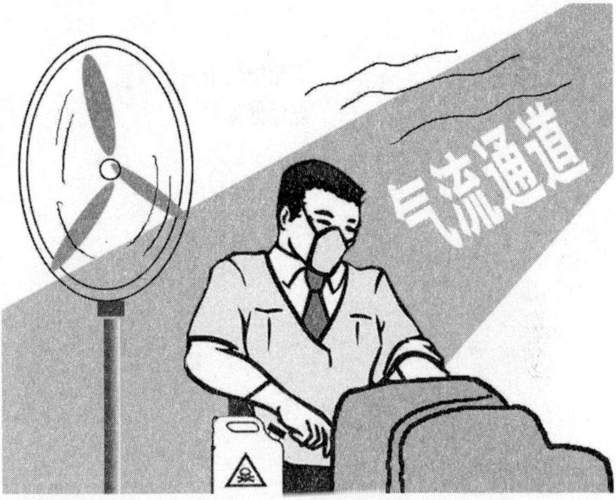

你打算行动吗？

□是　□否　□会优先解决

备注（排风经过劳动者吗？）：

______

______

______

______

23 机械通风进风口设在室外空气清洁处

机械通风进风口位置设置很重要，应设在室外空气比较洁净处，回避有害气体的污染。排风口和进风口至少要有10m的间距。

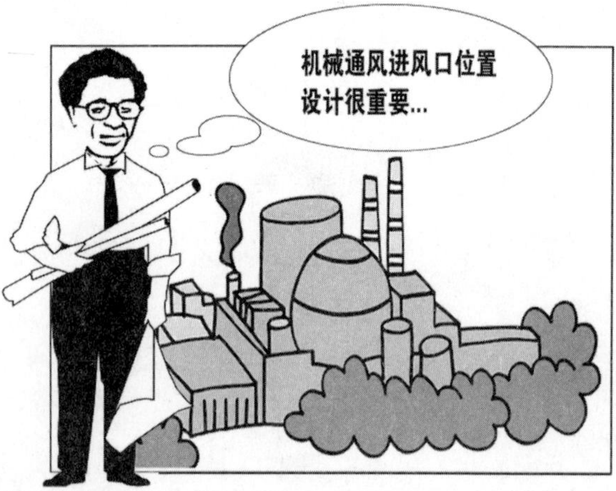

你打算行动吗?

□是　□否　□会优先解决

备注（检查进风口和排风口）：

______

______

______

______

24 工作台面设计应符合工效学原理

把工具和物料等放置于劳动者容易够得到的地方，将开关和控制设施等设置于劳动者容易操作的位置，符合肘关节水平原则，以便于劳动者操作，同时要考虑使用防静电工作台。

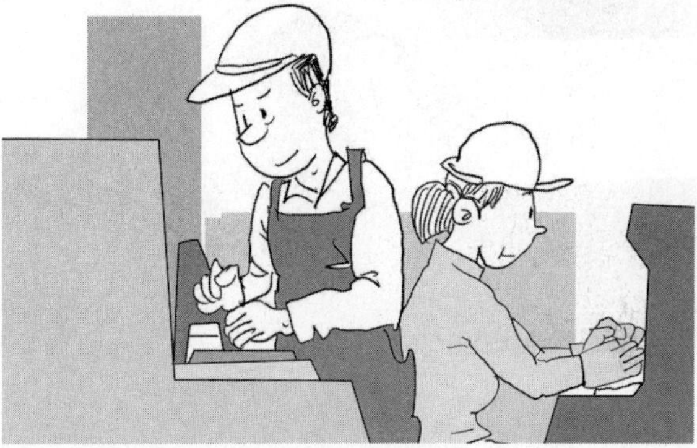

你打算行动吗?

□是　□否　□会优先解决

备注（记录是否便于操作？）:

____

____

____

____

____

25 保证充足的光线和照度

通过增加天窗数量和面积、涂浅色的天花板和墙壁以及加设光源，来提供全方位的采光和照明，并定期清洁、维护和更新照明装置。

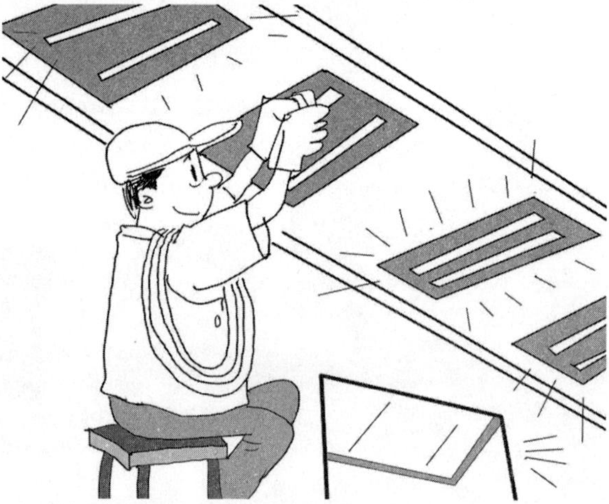

你打算行动吗？

□是　□否　□会优先解决

备注（是否满足照明需求？）：

______

______

______

______

第三章

机械安全

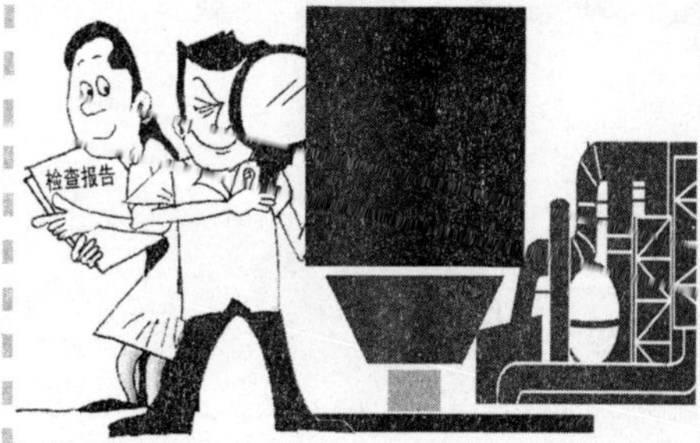

26 在机械转动的地方应设置安全保护装置

在有开放式齿轮、皮带转动的地方要设置安全保护装置。

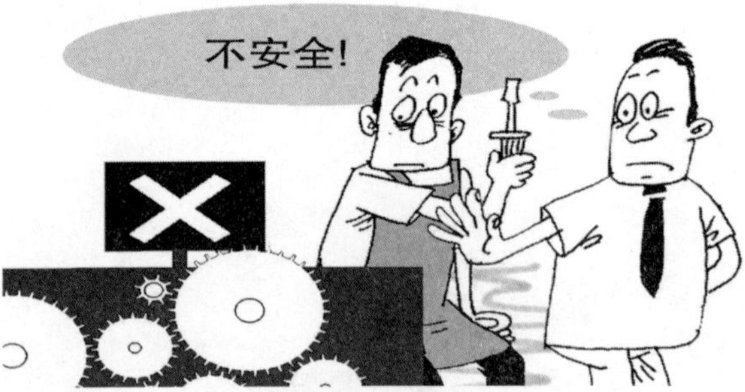

你打算行动吗?

□是 □否 □会优先解决

备注（将检查结果记录下来，采取行动解决）：

____

____

____

____

____

____

____

27 操作按钮要用中文说明

各种设备操作按钮中文说明要醒目，雇用外国劳动者操作还要标注劳动者的母语，以免误操作。

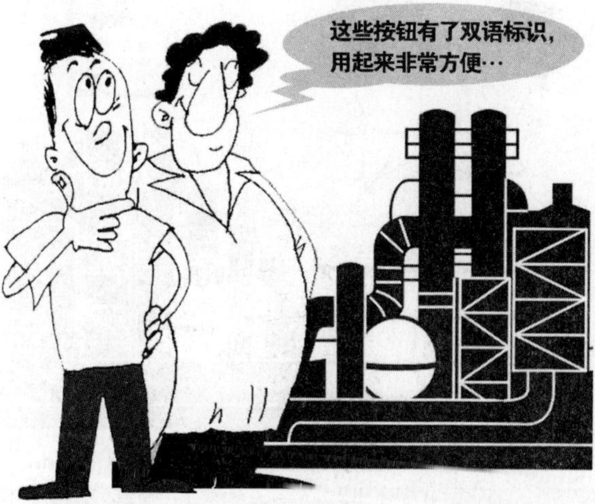

你打算行动吗?

□是　□否　□会优先解决

备注（标示清楚吗？）：

____

____

____

____

28 紧急按钮要醒目

紧急按钮要用中文显示，安装在醒目位置，高度合适，便于劳动者操作。

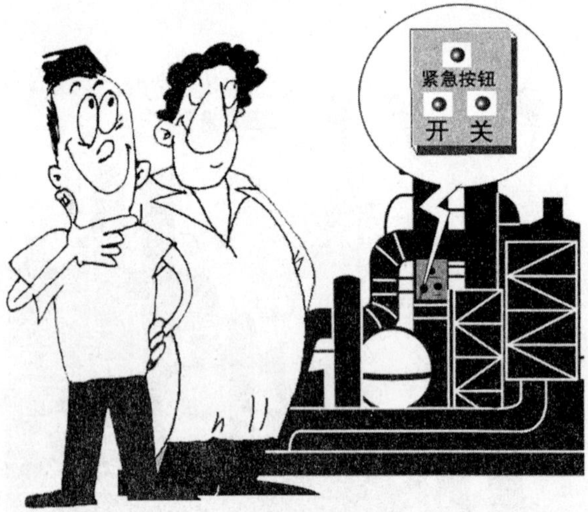

你打算行动吗？

□是　□否　□会优先解决

备注（位置妥当吗？）：

29 停电检修设备，闸刀开关挂上警示牌

设备出现故障需要停电维修时，拉下闸刀开关要挂牌，以避免发生触电等事故。

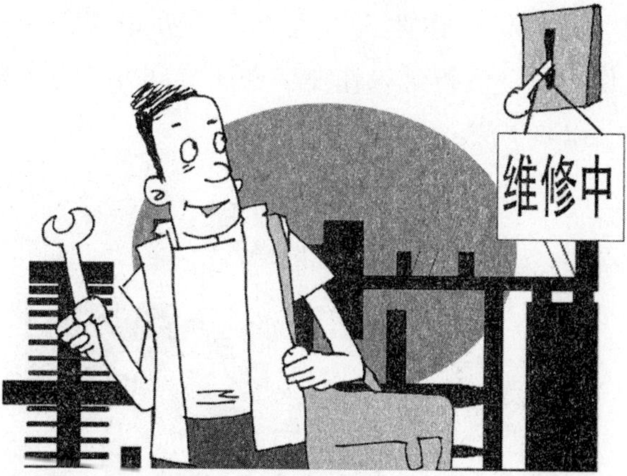

你打算行动吗?

□是 □否 □会优先解决

备注（拉闸有提示吗？）：

______

______

______

______

______

30 进入密闭空间作业要办理准入证

进入印刷机内部、储罐、运输槽罐等正己烷密闭空间进行清洗、维修时，容易发生中毒。要严格遵守职业安全卫生操作规程，先通风、检测、评估，经作业负责人批准，办理“密闭空间作业票”后再进入作业。密闭空间外应有人监护、以防不测。

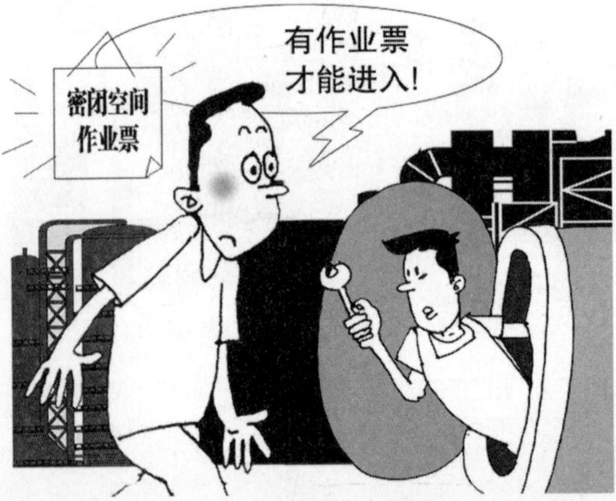

你打算行动吗?

□是　□否　□会优先解决

备注（有作业票吗？）:

____

____

31 定期对防护设施进行维修与保养，保证设备运行正常

建立职业卫生防护设施维护与保养制度，落实责任人，并定期检查落实情况，不带“病”运行设备。

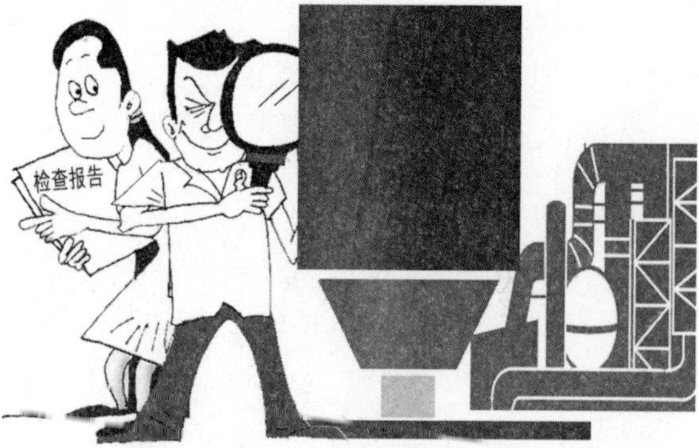

你打算行动吗?

□是　□否　□会优先解决

备注（记录设备维护情况）：

____

____

____

____

第四章

工作场所职业危害控制

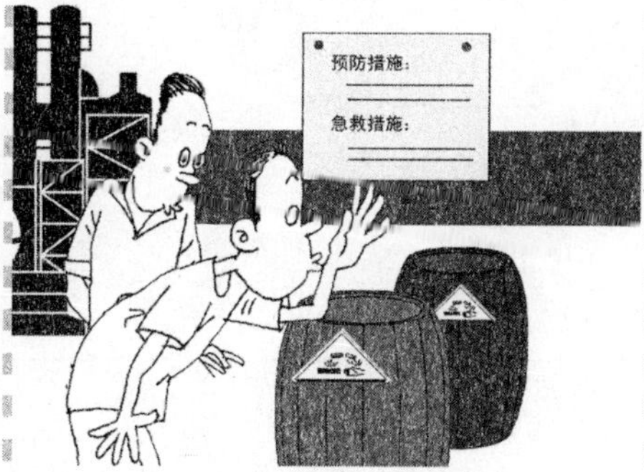

32 工作场所应设置警示标识

应在正己烷职业危害工作场所的醒目位置设置公告栏、中文警示标识、中文警示说明以及告知卡，使劳动者知悉工作场所存在的职业危害及防护知识。

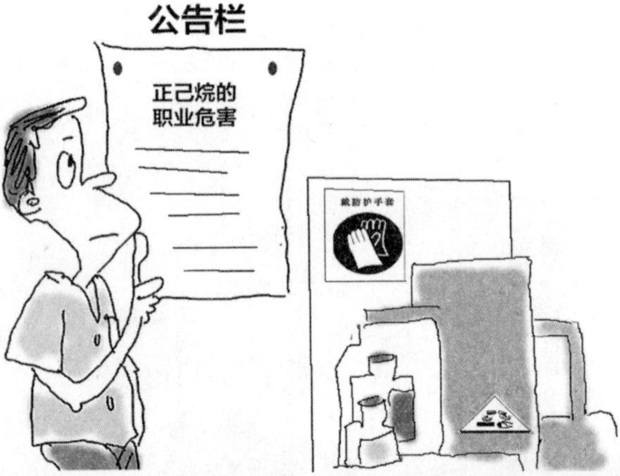

你打算行动吗?

□是　□否　□会优先解决

备注（检查公告栏内容及位置）:

____

____

____

33 定期检测和评估工作场所正己烷的浓度

定期检测与评估工作场所正己烷的浓度，对于超过职业接触限值的地方应采取密闭、通风和隔离等防护措施，及时治理，消除隐患。

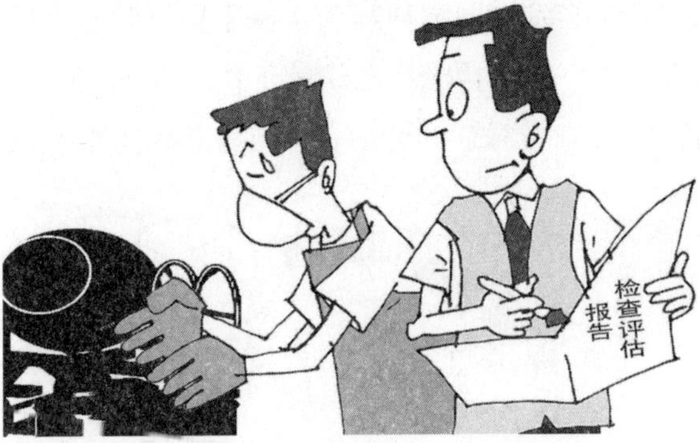

你打算行动吗?

□是　□否　□会优先解决

备注（记录检测与评估结果）：

____

____

____

____

____

34 对接触正己烷作业的劳动者进行职业健康检查

按国家要求对接触正己烷作业的劳动者进行职业健康检查，包括上岗前、在岗期间、离岗时和应急检查。必检项目是血、尿常规，血糖和心电图。凡患多发性周围神经病及糖尿病等职业禁忌症的人，不宜从事接触正己烷的工作。发现疑似职业病和/或职业禁忌症的劳动者，应将其调离原岗位。

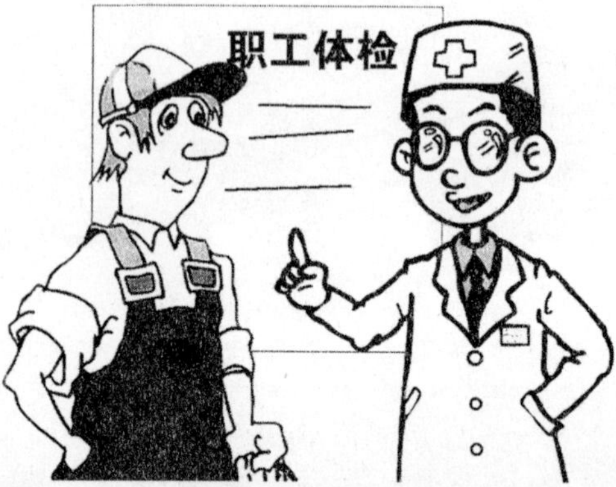

你打算行动吗？

□是 □否 □会优先解决

备注（记录体检情况）：

____

____

35 严禁在通风不良的作业环境下工作

不得在通风不良的工作场所且个人防护用品未到位的情况下，安排劳动者从事使用不明化学成分的有机溶剂的清洗工作。

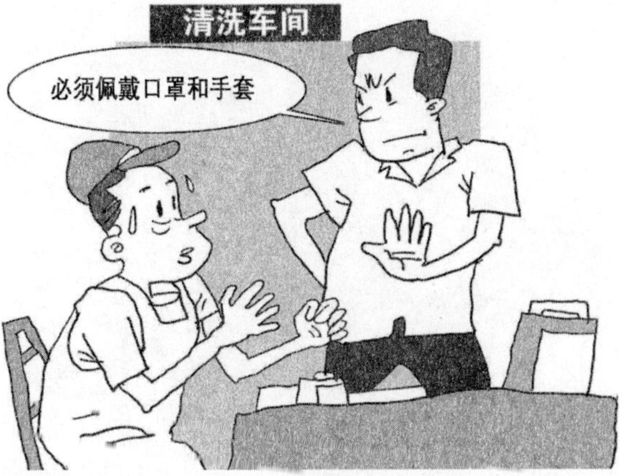

你打算行动吗?

□是　□否　□会优先解决

备注（记录通风排毒情况）：

____

____

____

____

36 制订个人防护用品计划

使用个人防护用品前，应对工作场所的职业性有害因素进行评估，以确定不同岗位人员配戴个人防护用品的种类，并制订个人防护用品管理制度和配备计划。

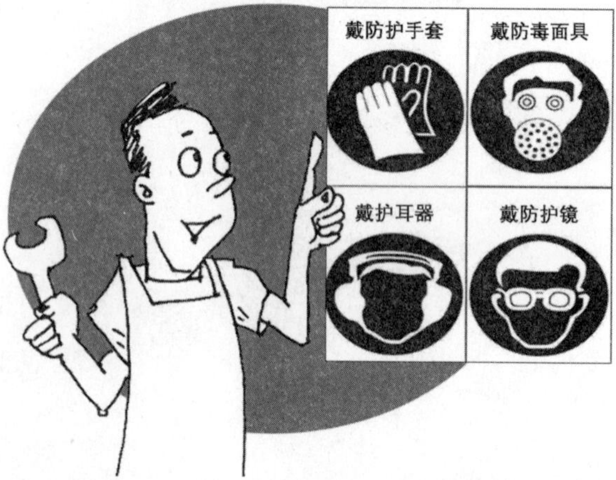

你打算行动吗?

□是　□否　□会优先解决

备注（记录指令标识位置）：

____

____

____

37 保证个人防护用品安全有效

采购个人防护用品要索取供应商的资质，应有生产许可证、劳安标识（LA）与合格证，以确保个人防护用品安全有效。

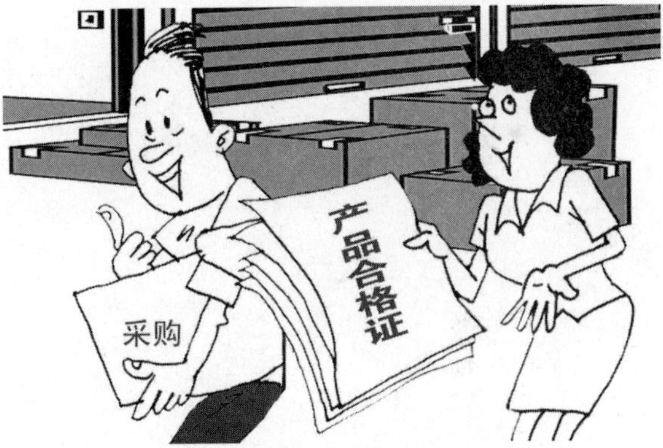

你打算行动吗?

□是　□否　□会优先解决

备注（检查“三证”的情况）:

____

____

____

____

____

38 配备有效的防毒口罩

配备有效的防毒口罩可防止化学气体进入体内。一般的纱布口罩防护正己烷没有效果，切勿使用，应使用符合要求的活性炭口罩或过滤式防毒面具，并确保其密闭性及面部的适合性。

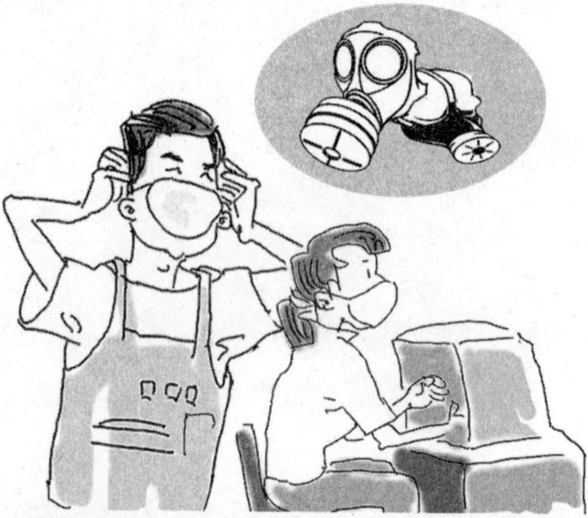

你打算行动吗?

□是　□否　□会优先解决

备注（记录佩戴口罩型号）：

____

____

____

____

39 手套和防护服能阻止皮肤接触化学品

在工作中不要徒手作业，应穿戴防护服，佩戴橡胶手套（禁用棉纱手套），以防止化学品通过皮肤进入体内。

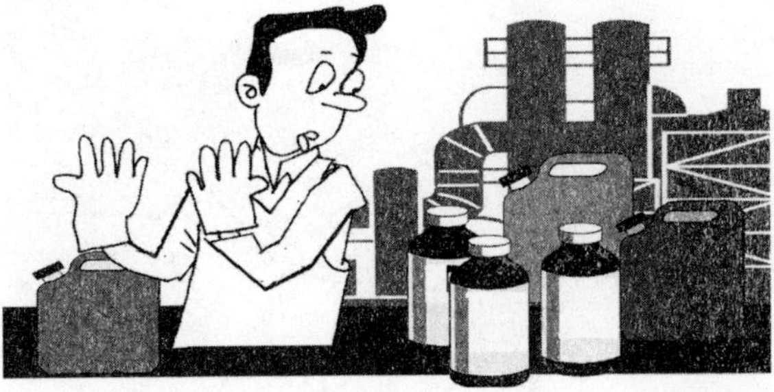

你打算行动吗？

□是　□否　□会优先解决

备注（记录未解决的问题）：

______

______

______

______

______

______

40 工作场所禁止进食、吸烟和饮水

吞入溅到或沉积到食物、饮料、香烟或手上的各种化学物质会危害健康。严格规定不在工作场所进食、饮水和抽烟，饭前、班后要洗手。

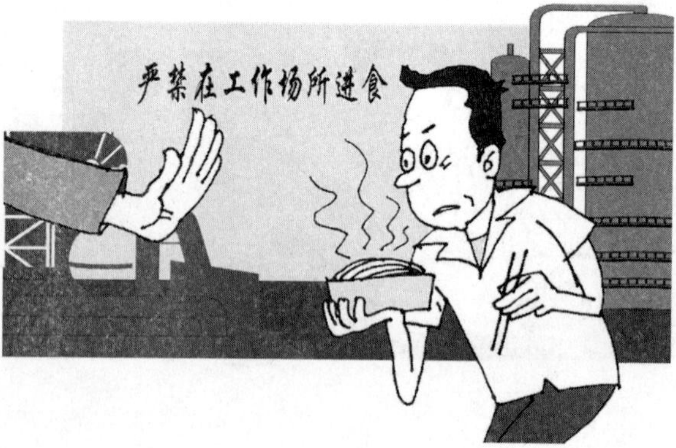

你打算行动吗?

□是　□否　□会优先解决

备注（记录现场看到的问题）:

____

____

____

____

____

41 对女职工应采取特殊保护措施

妇女处在孕期、产期和哺乳期时，人体生理发生了变化。如果接触化学性有害物质，不但会危害其健康，还会危害下一代。妇女在孕期、产期和哺乳期应受特殊保护，需采取措施，减少接触机会和安排无毒害工作环境。

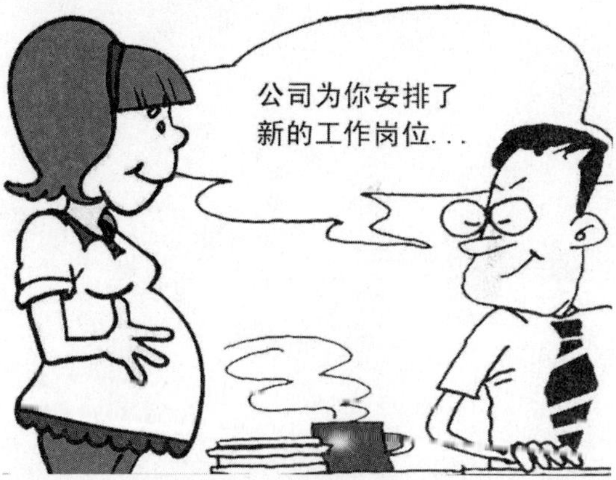

你打算行动吗？

□是　□否　□会优先解决

备注（记录女工情况）：

____

____

____

第五章

辅助设施

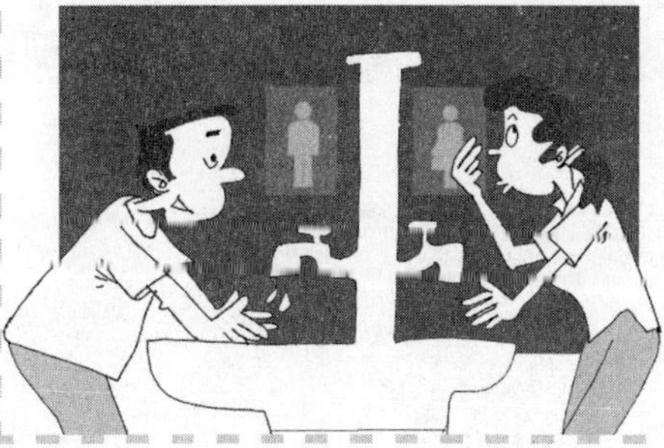

42 提供自行车等交通工具存放场所

设立自行车、电动车停车场，保持厂区整洁和通道畅通，安全防范意识要牢记。

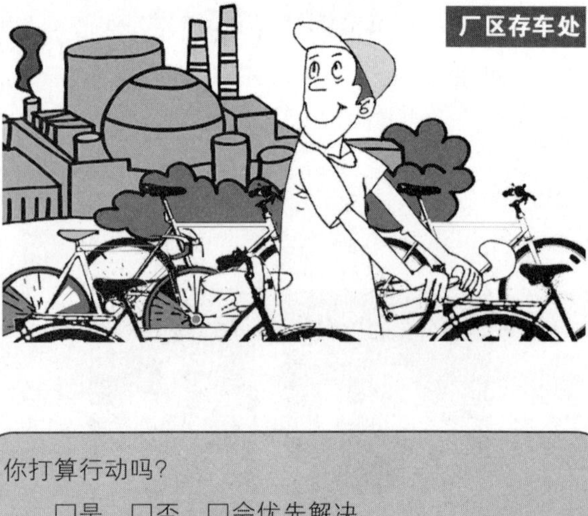

你打算行动吗?

□是　□否　□会优先解决

备注（记录未解决的问题）：

____

____

____

____

____

____

43 在工作场所设立存物柜和更衣室

在工作场所设立存物柜和更衣室。更衣室的设置不应妨碍工作、阻挡光线或影响通风，应保障衣物和个人财产安全不受到损害。更衣室应按性别分别设置。不应将工作服穿回家。

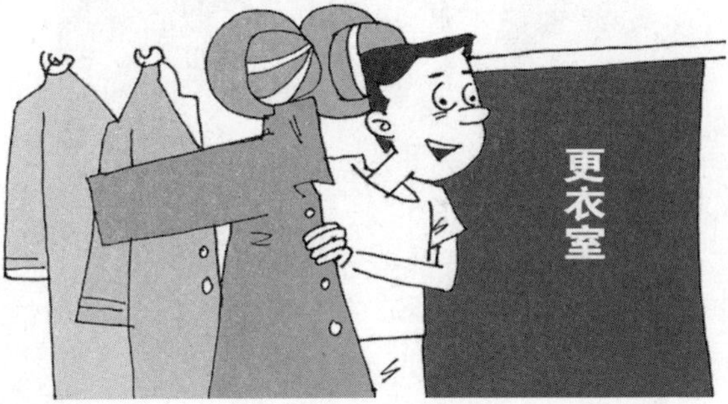

你打算行动吗?

□是 □否 □会优先解决

备注（记录未解决的问题）:

____

____

____

____

____

44 为劳动者提供饮用水

在工作场所设置单独的饮水处，为劳动者提供充足、卫生和安全的饮用水。

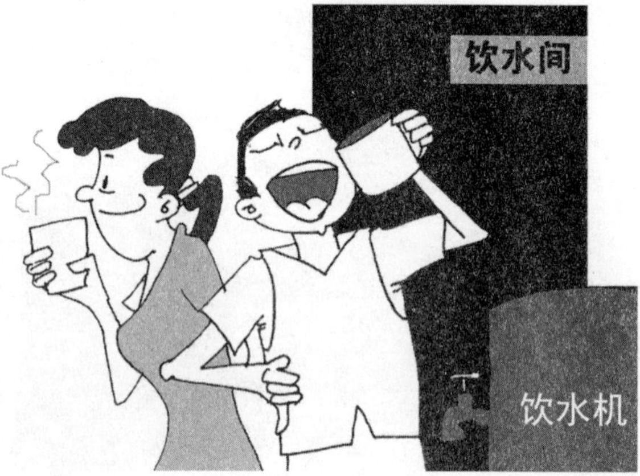

你打算行动吗?

□是　□否　□会优先解决

备注（记录未解决的问题）：

____

____

____

____

____

45 设立适宜的休息场所和就餐场所

在工作场所附近设立独立的休息场所和卫生安全的就餐场所。就餐场所的位置应远离工作台，以避免与脏物、粉尘或工作过程中所使用的危险物质接触，并尽可能使劳动者在用餐和休息时得到放松。

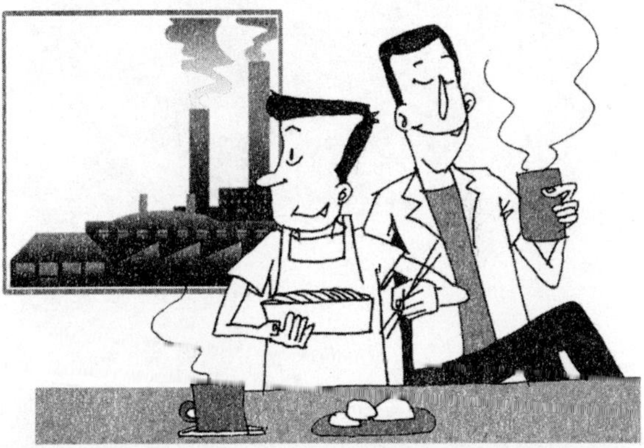

你打算行动吗？

□是 □否 □会优先解决

备注（记录未解决的问题）：

____

____

____

46 设立厕所和盥洗间

在工作场所附近分别设立清洁的男、女厕所和盥洗水龙头，保证劳动者可在进食、饮水前洗手洗脸。

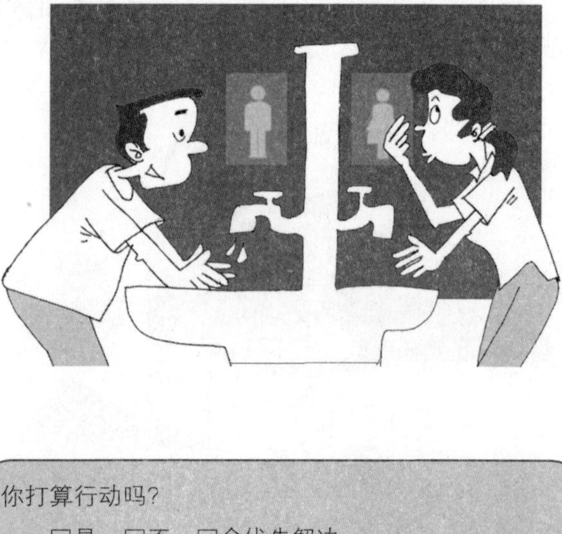

你打算行动吗?

□是 □否 □会优先解决

备注（记录未解决的问题）：

____

____

____

____

____

第六章

应急准备与处理

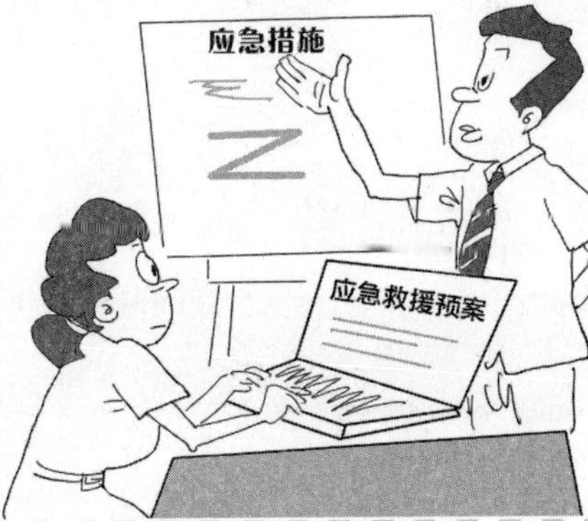

47 制订应急救援预案

制订应急救援预案，应急救援预案应包括应急组成员及联系方式、危险源来源、事故发生后的应急措施和应急演练，并进行评估和定期演练。

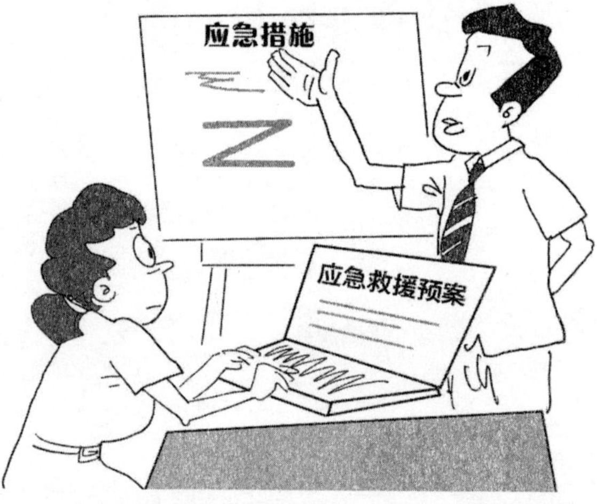

你打算行动吗?

□是　□否　□会优先解决

备注（记录演练情况）：

______

______

______

______

48 与附近医院建立医疗救援关系

与附近医院建立医疗救援关系很重要，并提供正己烷的MSDS。

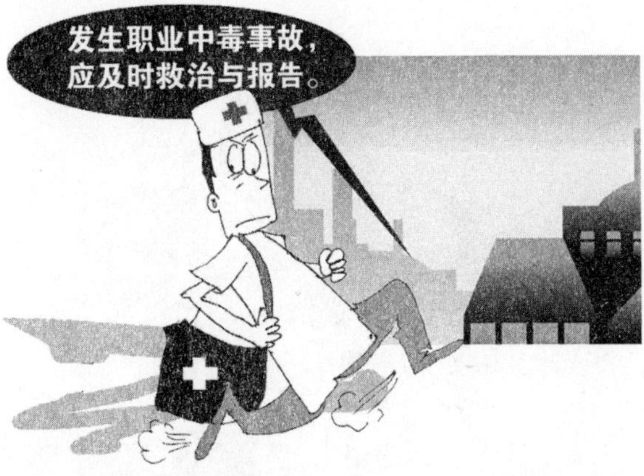

你打算行动吗？

□是 □否 □会优先解决

备注（医院急救电话）：

____

____

____

____

____

49 定期组织查找职业安全卫生隐患

经常性组织劳动者查找职业安全卫生隐患，使管理者对安全卫生问题做到心中有数，同时也使劳动者逐步提升安全卫生意识。

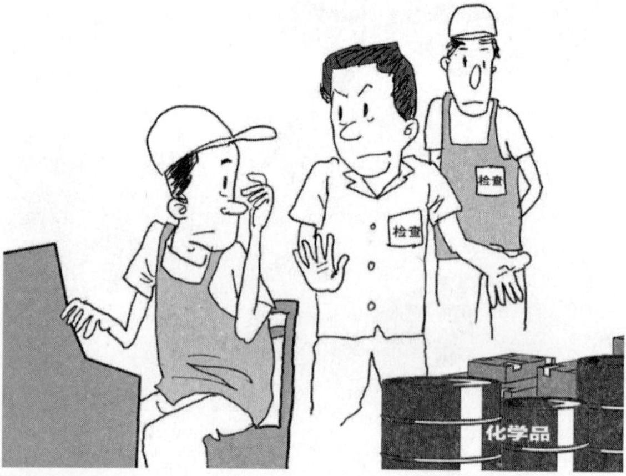

你打算行动吗?

□是　□否　□会优先解决

备注（记录储罐、仓库安全检查情况）：

50 确保紧急撤离通道畅通

及时清除障碍物，确保紧急撤离通道畅通，并组织劳动者培训和演练，掌握撤离方法。一旦发生事故，首先撤离人员，人的生命至关重要。注意撤离方向，千万不要顺着风向走。救援人员要注意佩戴个人防护用品。

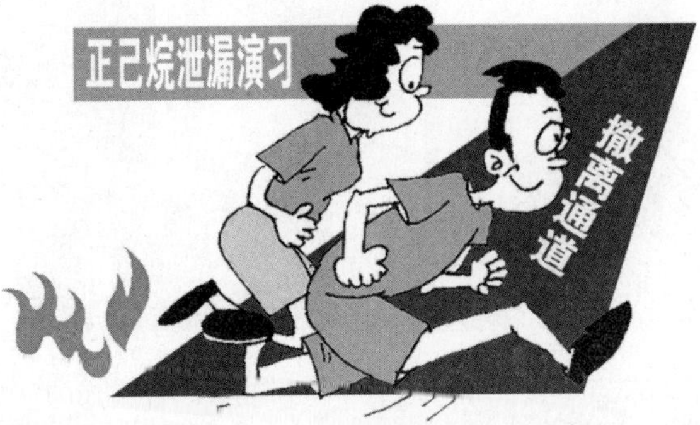

你打算行动吗？

□是　□否　□会优先解决

备注（记录未解决的问题）：

____

____

____

____

51 工作场所设置正己烷检测报警装置

运输、清洗、储存和分装等易发生正己烷中毒或易燃易爆的工作场所，设置符合要求的空气中正己烷气体检测报警装置。

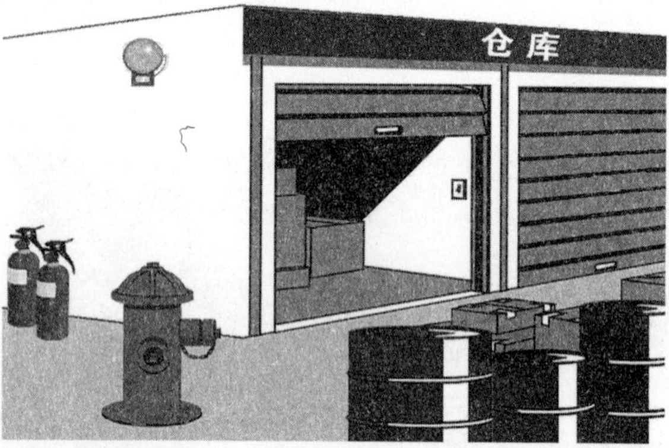

你打算行动吗？

□是　□否　□会优先解决

备注（记录安置的报警装置）：

____

____

____

____

____

____

52 按要求配备灭火器

工作场所应配备足够的泡沫、干粉、二氧化碳等灭火器，安放在醒目位置，并保证人人会用。

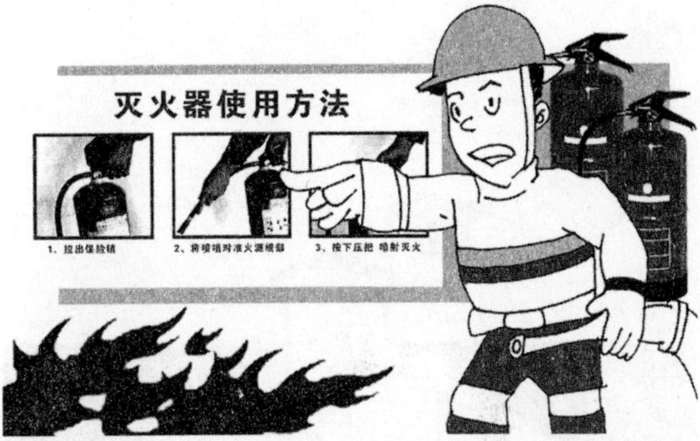
灭火器使用方法
1、拉出保险销
2、将喷咀对准火源根部
3、按下压把 喷射灭火

你打算行动吗?

□是 □否 □会优先解决

备注（记录灭火器配备情况）：

____

____

____

____

____

____

____

53 设置正己烷应急处理装置

储存或分装等易发生急性正己烷中毒的工作场所，应在附近设置符合要求的洗眼器和喷淋装置，以备发生正己烷中毒时，劳动者能在10秒钟内获取。

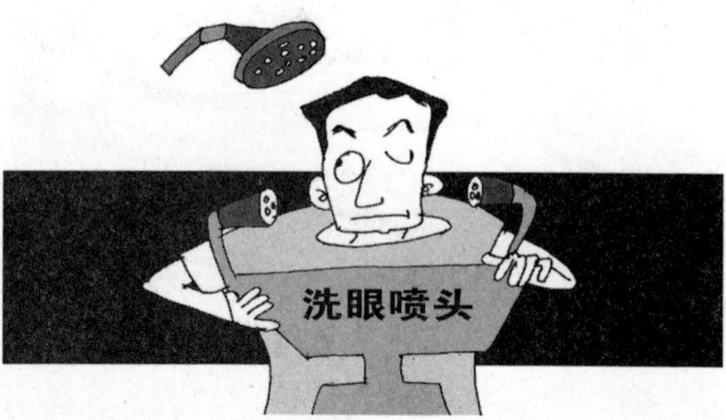

你打算行动吗?

□是　□否　□会优先解决

备注（记录喷淋和洗眼装置）:

____

____

____

____

54 配备应急救援个人防护用品

在可能发生泄漏的工作场所附近配备防毒面罩、化学品救援防护服等应急个人防护用品，并教会劳动者使用。

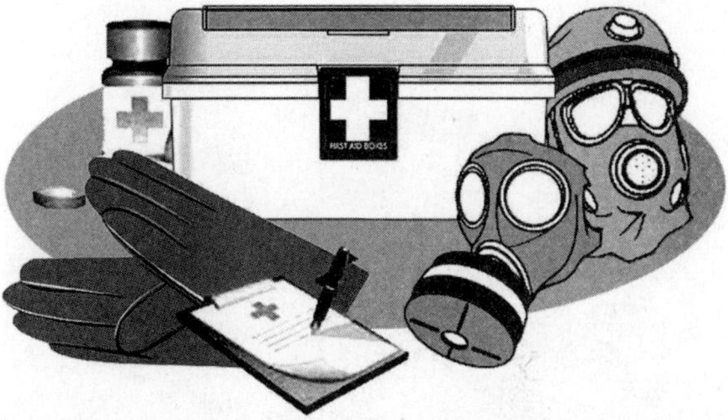

你打算行动吗?

□是　□否　□会优先解决

备注（记录应急箱内物品）：

______

______

______

______

______

______

55 配备急救人员和车辆

按企业规模配备相应的急救人员和车辆，包括急救医生、驾驶员和专用急救车，以备在发生事故时可以第一时间启用。

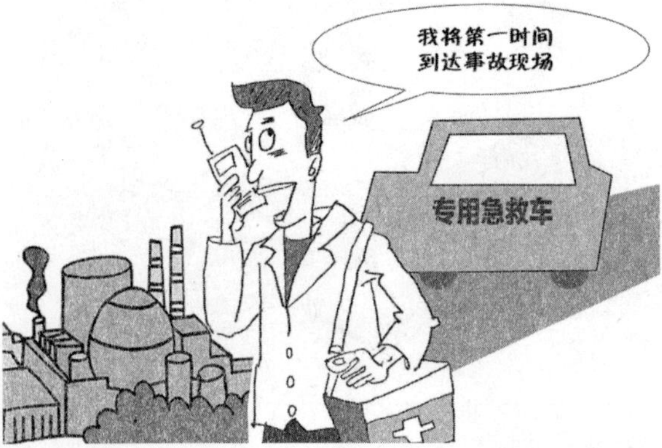

你打算行动吗?

□是 □否 □会优先解决

备注（记录急救人员的信息情况）:

____

____

____

____

56 配备应急救援说明书

配备应急救援说明书，使劳动者知晓一般应急救援流程，以及发生事故时可采取的自救与互救手段。

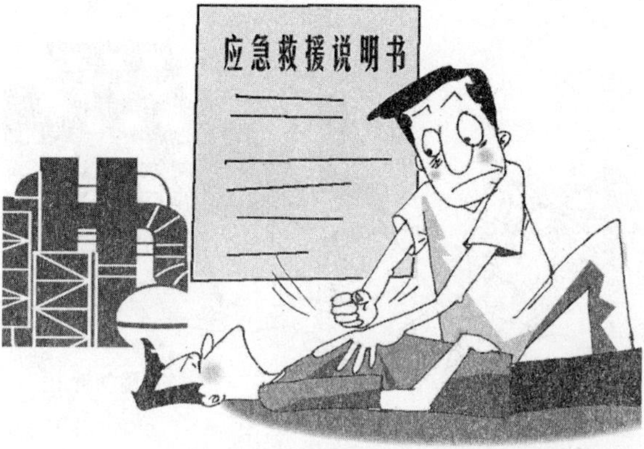

你打算行动吗?

□是 □否 □会优先解决

备注（记录未解决的问题）:

______

______

______

______

______

57 应建立职业中毒报告制度

发生正己烷中毒事故时，在依法控制和急救的同时应立即向上级部门报告。报告内容包括事故发生的地点、时间、中毒人数、可能发生的原因、已采取的措施和事故发展趋势等。

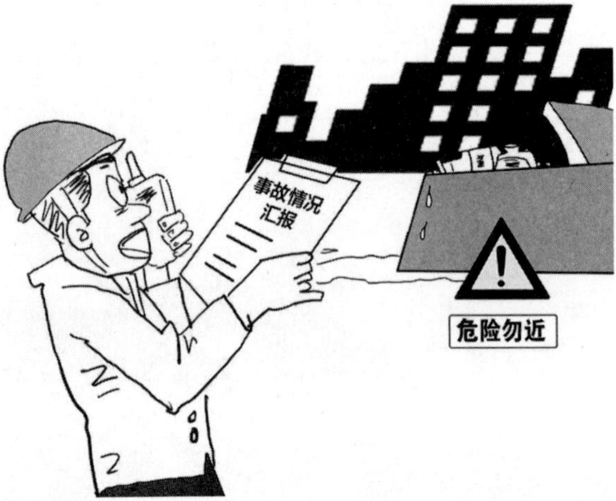

你打算行动吗?

□是　□否　□会优先解决

备注（记录是否建立顺畅的沟通机制）:

______

______

______

58 中毒事故现场设立警示标识和警戒线

发生正己烷职业危害的事故现场应设置警示标识，用黄色区域警示线将其与其他区域分隔开。

你打算行动吗?

□是　□否　□会优先解决

备注（记录未解决的问题）：

______

______

______

______

______

59 立即清除溢出物，避免发生职业中毒或事故

如果发生溢出应立即清除溢出物，防止职业中毒或意外混合导致的燃烧或爆炸，按废弃物管理规定处理溢出物。

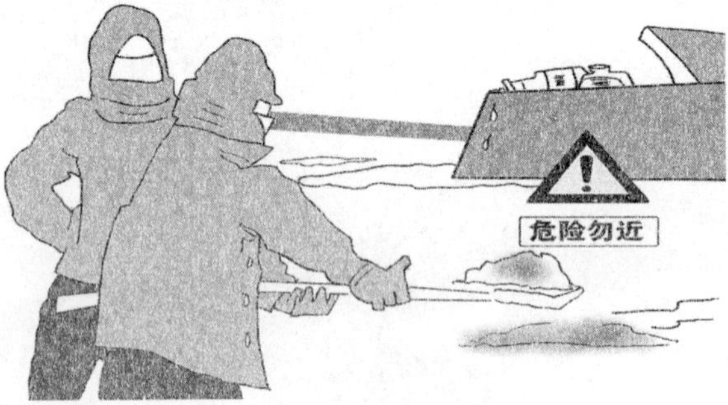

你打算行动吗？

□是　□否　□会优先解决

备注（记录运输和遗漏情况）：

____

____

____

____

____

第七章

职业安全卫生管理

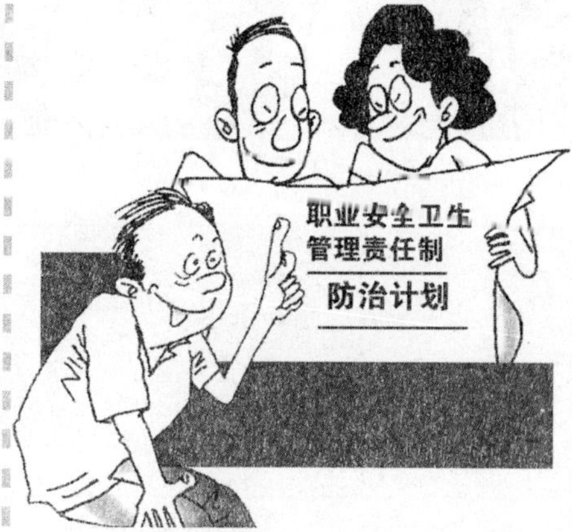

60 证照齐全、安全卫生有保障

投资办厂，首先要做好职业危害评价和安全评价。由专业机构把关，日后职业安全卫生有保障。

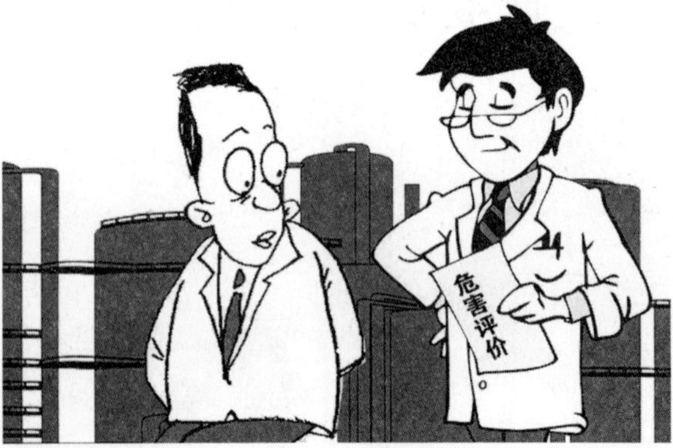

你打算行动吗？

□是　□否　□会优先解决

备注（记录未解决的问题）：

____

____

____

____

____

61 建立职业卫生管理组织，明确防治目标

最高管理者要承诺执行职业病防治相关法律要求，建立职业卫生管理组织，制定职业病防治的方针目标，并告知劳动者（包括合同工、轮换工和临时工）。

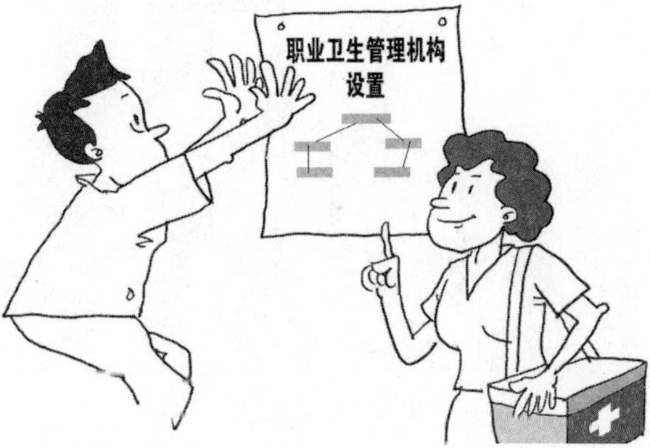

你打算行动吗?

□是 □否 □会优先解决

备注（记录承诺内容）:

____

____

____

62 配备职业安全卫生专（兼）职人员

100人以上的用人单位应配备专职职业卫生管理人员，100人以下的用人单位应配备专（兼）职职业卫生管理人员。这些人员应接受职业安全卫生培训。

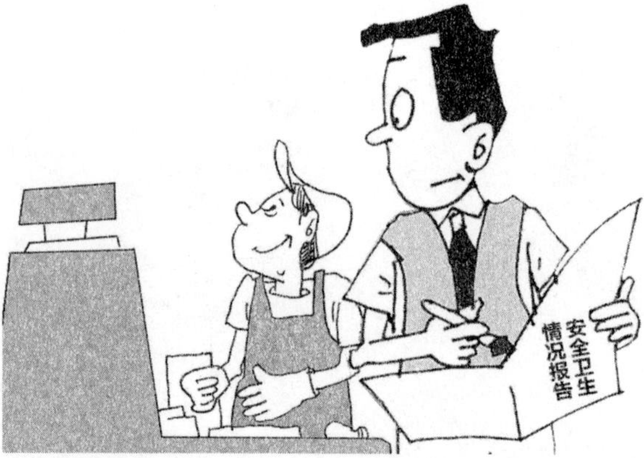

你打算行动吗？

□是　□否　□会优先解决

备注（记录未解决的问题）：

____

____

____

____

63 制订职业安全卫生管理制度

制订各项职业安全卫生管理制度，建立健全职业病防治责任制等，在制度制（修）订过程中应广泛征集劳动者意见，并在工作场所醒目位置告知。

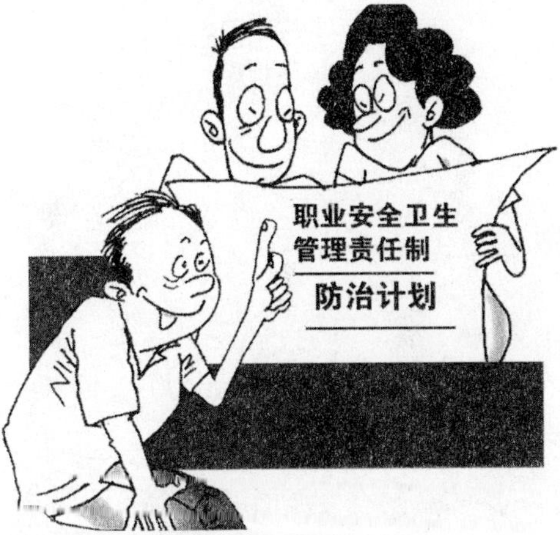

你打算行动吗？

□是　□否　□会优先解决

备注（检查规章制度内容及执行情况）：

____

____

____

____

64 制定职业安全卫生操作规程

按岗位制定书面的职业安全卫生操作规程，并在醒目位置张贴，采取培训、监督检查等措施，保证劳动者遵照执行。

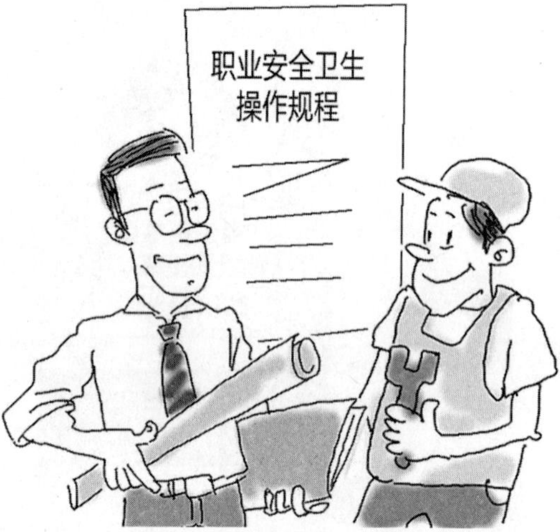

你打算行动吗?

□是 □否 □会优先解决

备注（查看张贴位置）：

______

______

______

______

65 开展职业卫生培训并实行监督

管理者要对劳动者（包括合同工、轮换工、临时工）进行上岗前、在岗期间的职业安全卫生相关知识培训，培训内容包括正己烷的特性、正己烷中毒的特点以及如何自我防护等。

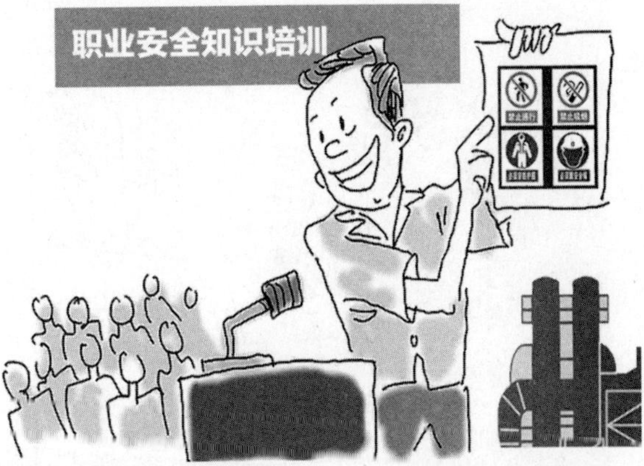

你打算行动吗?

□是　□否　□会优先解决

备注（记录培训情况）：

____

____

____

____

66 建立健全职业卫生档案

用人单位应建立、健全职业卫生档案资料，详细记录在职业卫生的监督执法、技术服务、防治、管理以及科学研究活动中形成的各类文件材料。

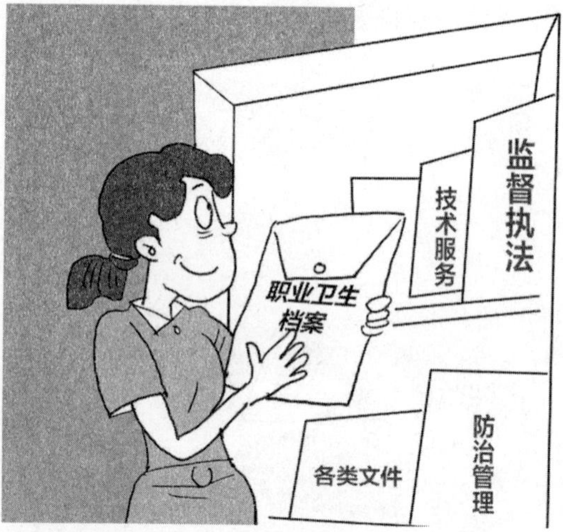

你打算行动吗?

□是　□否　□会优先解决

备注（记录未解决的问题）：

67 为劳动者建立健全职业健康监护档案

为劳动者建立健全职业健康监护档案。监护对象覆盖合同工、轮换工和临时工，包括上岗前、在岗期间、离岗和应急的各时期的健康监护数据。并免费为劳动者提供职业健康档案复印件。

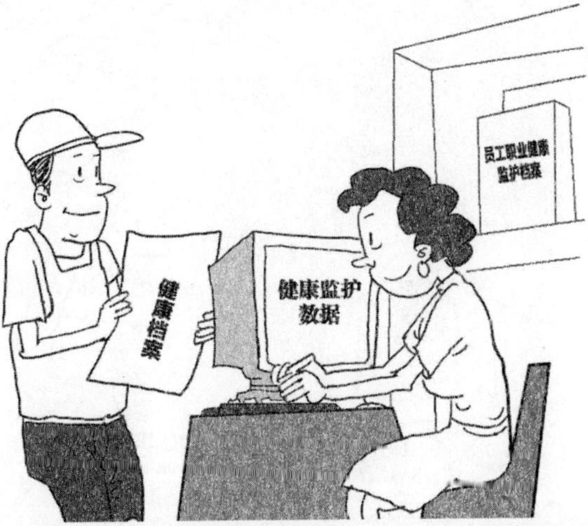

你打算行动吗?

□是　□否　□会优先解决

备注（记录档案存放情况）：

____

____

____

68 缴纳工伤保险

为正己烷接触者缴纳工伤保险费。以国务院第375号令《工伤保险条例》为基础，结合本单位实际，为劳动者缴纳工伤保险。

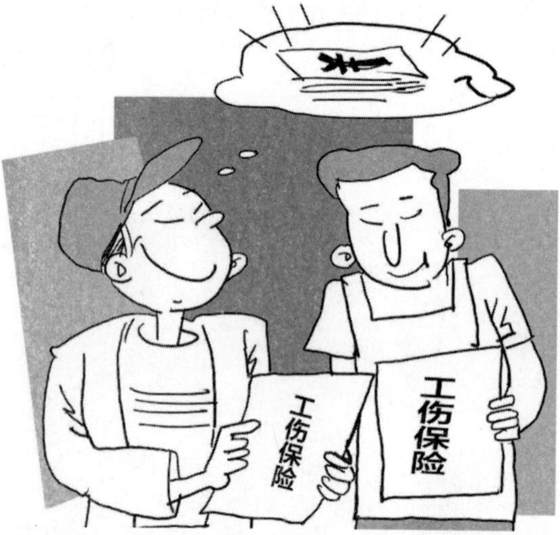

你打算行动吗?

□是　□否　□会优先解决

备注（检查保险合同）:

____

____

____

69 签订劳动合同及合同告知

在签订的合同中要如实告知劳动者工作过程中可能产生的职业危害及其后果以及应采取的职业防护措施。

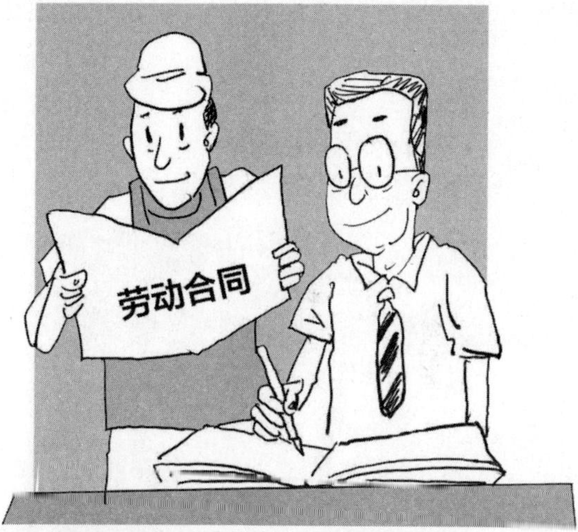

你打算行动吗?

□是 □否 □会优先解决

备注（检查劳动合同）：

____

____

____

____

70 定期评估，持续改进

一年至少一次评估职业安全卫生状况，撰写职业卫生年度报告，并根据年度报告制定新一年度的职业病防治的方针、目标、职业卫生计划和实施方案，持续改进工作场所职业安全卫生环境。

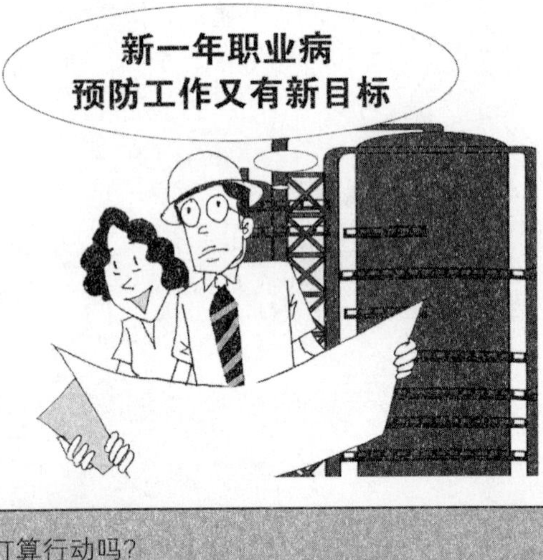

你打算行动吗?

□是　□否　□会优先解决

备注（查看评估和落实情况）：

____

____

____

第八章

正己烷的职业安全与健康问答

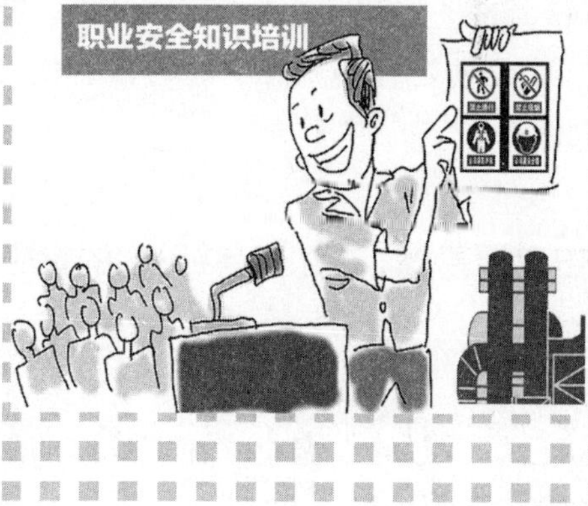

1.什么是正己烷？正己烷的一般特性有哪些？

正己烷是无色易挥发液体，带有轻微的汽油味。商用正己烷是正己烷异构体与少量环戊烷、戊烷和庚烷异构体的混合物。英文名称：n–hexane；化学文摘号（CAS号）：110–54–3；分子式：C_6H_{14}。

空气中正己烷的嗅阈浓度为230mg/m^3~460mg/m^3（65ppm~130ppm，1ppm=3.53mg/m^3）。它的一般特性包括：分子量：86.1，沸点：68.9℃，微溶于水，易溶于酒精、丙酮、乙醚和三氯甲烷，蒸气比重（空气为1）：2.97，蒸气比空气重，能沿地面流动，造成远处着火。28℃时与四氧化二氮相混能引起爆炸。

2.正己烷易燃，对正己烷引起的火灾应如何处理？

对正己烷引起的火灾应该在上风向的最大距离处进行灭火。隔离危险区域，无关人员离开并拒绝进入。若正己烷储罐、运输槽车、轻轨引起的火灾则隔离区域半径要达到800m以上。对于货物堆放区的大火，使用无人水龙头或配有监测器的喷嘴，假如此方法不可行，可从燃烧区撤离让大火燃烧完。应急人员在进入之前应远离低洼地和不通风的地方。挥发性蒸气可使火势复原，在室内、室外、下水道可引起中毒或爆炸。盛放正己烷的容器应移开着火区，以免引起爆炸。若不行，则可用水进行容器外围冷却直至火苗熄灭，不能把水放到盛放正己烷的容器中。远离盛放容器。假如听到事故通风装置的报警音或看到火灾引起容器的变色，相关人员应立即撤离。对正己烷引起的火灾进行灭火时，消防人员应穿戴整套防护服并配备空气呼吸器。

灭火剂的选择：小火用干粉、二氧化碳、水喷雾或常规泡沫。大火用水喷雾、雾状水或常规泡沫。

3.日常工作中，使用以下的化学产品可能含有正己烷。请您对照一下?

第一类：清洗剂。型号：AH-03/AH-03/DVC-01/MT-35/TF-2000A/YX-7730/120-E/EE-6310/GH-227环保/GW-101/KESH-1280E液晶/无铅/LK-866W/佐川PCB1123清洗剂，金属加工液环保清洗剂，环保清洗剂，AF-20菲林清洁剂，清洁水，去污水，五金清洗液，去渍水，大洁王干洗去污剂等。

第二类：稀释剂。型号：PM-01稀释剂，开油水S＃2000丙烯酸稀释剂，407稀释剂，无铅稀释剂LK-X166W等。

第三类：开油水。型号：TS9000开油水，S-U605-40开油水，7330开油水等。

第四类：油类溶剂。型号：93＃汽油，白电油，300白电油，顶针油，石油醚，去渍油。

第五类：抹机水。型号：TF-120抹机水，环保抹机水，HTL-203无铅抹机水，抹油水，抹字水。

第六类：洗板水。型号：120-1D/120-ED/Z-LC洗板水，环保洗板水等。

第七类：其他。胶水（ABS胶水/UL黄胶/软胶），防锈剂（防锈油/佐川长期防锈剂），除尘剂，414静电轮除尘剂，松节水，天那水，洗胶布水，洗面水，洗车水，D1435调薄水，丁酮，PEI-102油墨，金鹰干性脱模剂，8563AY绝缘漆，JS-808B环保无卤助焊剂，糊料，静电水TC-31，工业酒精，酒精-AH06等。

4.人体接触正己烷主要有哪些途径？危害及中毒表现如何?

接触正己烷的主要途径是经呼吸道、消化

道、皮肤和/或眼睛接触。

正己烷是一种麻醉剂和神经毒素，对人体上呼吸道、眼、皮肤均有刺激作用。正己烷对人体有神经毒性作用，停止接触后神经系统的功能失调还会延续几个月。该病起病隐匿而缓慢，从接触到发病3个月~39个月，病程6个月~30个月不等，接触量越大，发病潜伏期越短。

急性接触：急性接触会导致头晕、恶心、头痛，刺激眼、鼻、喉咙和皮肤。

慢性接触：长期慢性接触会导致感觉紊乱，肌肉收缩无力，腿部远端对称性疼痛。临床改变包括肌肉萎缩，肌力降低，足下垂，麻木，刺痛，手足发麻。神经病学检查显示运动神经传导速度减慢，神经组织受损，末梢神经肿胀，髓鞘变性。停止接触2个月~3个月后这些症状仍可能加重。也可能会引起视觉改变。

5.在有正己烷的工作环境中，如何监测正己烷的浓度?

主要有两个方面，一是工作场所空气监测，二是生物材料监测。对工作场所空气中正己烷浓度的监测一般选用活性炭管进行采样，样品采用二硫化碳或热解吸进行处理，用FID气相色谱进行分析。生物监测包括对身体组织和体液的采样和分析，得到毒物环境的接触水平。在工作环境中接触正己烷的劳动者，其呼出气和尿中可检测到2，5-己二酮。工作班后尿中的生物接触限值是每升尿中对应不超过4.0mg 2，5-己二酮。尿中2，5-己二酮不能作为正己烷中毒的诊断指标。

6.接触正己烷的劳动者应如何进行防护?

可以从三个方面进行防护。如果皮肤接触正己烷，应迅速用肥皂水清洗被污染皮肤。迅速脱去被污染的衣服，清洗衣服的人员要注意该物质的有害性质，尤其是它能引起皮肤疼痛和对神经系统的损害。接触正己烷的劳动者在用餐、抽烟、如厕、化妆和敷药前要彻底清洗双手、前臂和脸部。并禁止在处理、存储正己烷的场所进行上述活动。对正己烷化学品的防护应在阴凉、干燥和通风良好的地方保存，并要存放于密闭性良好的容器中，容器应避免可能的物理损害并远离强氧化剂。

7.针对正己烷的特点，如何选择恰当的个人防护用品？

有六个方面需要注意：

（1）劳动者应选择合适的个人防护服和装备，并要进行维护，以保证接触正己烷时能起到有效的保护作用。要根据劳动者接触正己烷的水平来选择个人防护用品（手套、套筒、防护服）。各种材料对正己烷渗透的抵抗能力见下表：

材料	穿透时间（h）
腈橡胶	>8
聚乙烯醇	>8
聚四氟乙烯	>8
氟橡胶	>8
丁基橡胶	<1（*）
天然橡胶	<1（*）
氯丁（二烯）橡胶	<1（*）
聚乙烯	<1（*）
聚氯乙烯	<1（*）
注*：不推荐，可能发生穿透侵蚀。	

（2）为评估接触正己烷时，个人防护用品的防护能力，用人单位应参考可信的数据和制造商的推荐，不同厂家生产的类似防护服化学耐受性有显著的不同（比如丁基橡胶）。另外，混合材料的化学耐受性也会和其中任一纯组分材料有显

著区别。

（3）劳动者需要穿戴的工作服、工作裤、或其他类似的全身覆盖防护措施应每日清洗。用人单位应提供存物柜或衣柜，分别存放劳动者的工作服和生活衣物。下班后劳动者都应脱下工作服，送去清洗。应告知洗涤人员污染物的潜在危害和预防措施。

（4）任何有化学耐受性的防护服在使用时都要定期检测，测定它保护皮肤的有效性。工作场所附近必须配备沐浴设施和眼睛冲洗设备。

（5）在任何涉及有毒腐蚀性溶剂的操作中，都要佩戴防溅式化学护目镜和面罩（至少20cm ~ 30cm长），以免液体溅入眼睛。

（6）防护服应避免接触油脂，经常检修维护。应注意防护服可能会阻止人体热量散发，尤其在炎热天气或闷热不通风的工作场所。

8.有正己烷存在的工作环境对通风系统有什么具体要求?

进气口与排风口必须保持相离10m以上的距离，防止排出的污染空气又被吸回室内。排毒要求的控制风速在0.25m/s ~ 3m/s之间，常用风速为0.5m/s ~ 1.5m/s。管道风速采用8m/s ~ 12m/s。柜形排风罩内有热源存在时，应在排风罩上部排风。密闭设备宜尽量减少漏风的缝隙和孔洞，仅设置必要的观察窗、操作口及检修口。密闭设备内应有一定的排风量，保持处于负压状态；排风量一般要求能在操作口和检修门开启时，达到要求的控制风速。

9.工作场所正己烷卫生标准有哪些?

为了保护劳动者的健康，我国及美国均制定了工作场所中正己烷的职业接触限值：

（1）我国时间加权平均容许浓度（PC-TWA）：100mg/m^3；短时间接触容许浓度（PC-STEL）：180mg/m^3；立即威胁生命或健康的浓度（IDLH）：3883mg/m^3，1100ppm；职业接触生物限值：尿2.5-已二酮35.0μmol/L（4.0mg/L），工作班后。

（2）美国职业安全健康管理局（OSHA）发布的容许接触限值（PEL）是1800mg/m^3（500ppm），为8h TWA。

（3）美国国立职业安全卫生研究所（NIOSH）发布的正己烷推荐接触限值为180mg/m^3（50ppm），为10h/d，40h/周的TWA。

（4）美国政府工业卫生师协会（ACGIH）

推荐的正己烷的阈限值为176mg/m^3（50ppm），为8h/d，40h/周的TWA。

10.能否举例说明慢性正己烷中毒?

职业性正己烷中毒常呈群发性，进展缓慢且具有隐匿性。下面是某企业劳动者正己烷中毒的实例：

企业：某电子科技有限公司

时间：2009年11月

地点：无尘包装车间

岗位：手机屏幕清洗

毒物名称：正己烷

中毒病名：慢性正己烷中毒

中毒原因：未申报职业危害、无相应通风排毒措施、未提供个人防护用品、未进行职业健康检查。

调查经过：该电子科技有限公司为独资企业，主要从事手机外壳加工，有100多名员工。公司为保证手机产品外观的洁净，将原先的厂房进行了改造变成无尘车间，用吸顶式空调来保证车间内的恒温恒湿，无外界的新风补充。公司选用一种清洗效果好、挥发速度快的“白电油”溶剂对手机屏幕进行清洗，使用这种工艺没有向职业卫生监督管理部门申报。劳动者没有配备活性炭口罩，仅提供橡胶指套。每天上班8小时，由于订单多，每天平均加班3小时。半年后，部分员工出现乏力，握不稳筷子，两腿酸软，上楼梯困难，蹲下不易站起等自主症状。职业卫生监管部门接到投诉后进行调查和处理，经职业病诊断机构确认为慢性正己烷中毒。

调查发现，清洗手机表面的“白电油”擦洗剂其挥发性组分主要为正己烷，由于车间擦洗岗位人员众多、地域狭小，为保证无尘，未安装通风排毒装置，随着工作时间的延长，工作场所正己烷浓度越来越高，经测定正己烷浓度严重超标，个人防护用品又不到位，根本没有为员工进行职业健康检查，在使用白电油前既没有向有关监管部门申报，也没有对员工和企业管理者进行有关正己烷职业危害防护知识的培训和宣传，导致一起本可预防的慢性正己烷中毒事故的发生，给劳动者、用人单位和社会带来了极大的伤害。

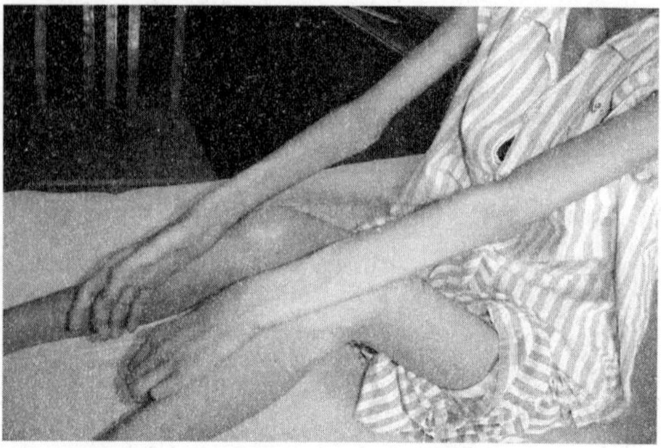

严重者四肢远端肌肉萎缩

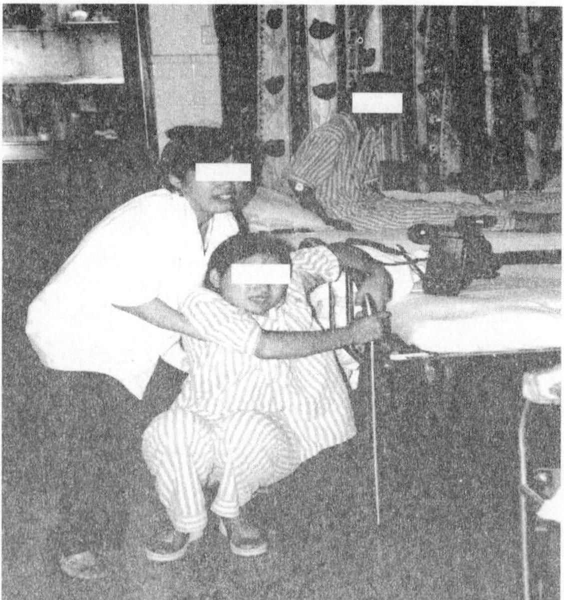

四肢无力，容易摔倒

GBZ84－2002

▲职业性慢性正己烷中毒诊断标准

职业性慢性正己烷中毒是指劳动者在职业活动中长期接触正己烷所致的以周围神经损害为主的疾病。

1. 范围

本标准规定了职业性慢性正己烷中毒的诊断标准及处理原则。

本标准适用于在职业活动中因长期接触正己烷所引起的慢性中毒的诊断，非职业性所致的慢性正己烷中毒的诊断也可参考本标准。

2. 规范性引用文件

下列文件中的条款通过本标准的引用而成为本标准的条款。凡是注日期的引用文件，其随后所有的修改单（不包括勘误的内容）或修订版均不适用于本标准，然而，鼓励根据本标准达成协议的各方研究是否可使用这些文件的最新版本。凡是不注日期的引用文件，其最新版本适用于本标准。

GB／T16180职工工伤与职业病致残程度鉴定

GBZ76职业性急性化学物中毒性神经系统疾病诊断标准

3. 诊断原则

根据长期接触正己烷的职业史，出现以多发性周围神经损害为主的临床表现，结合实验室检查及作业场所卫生学调查，综合分析，排除其他原因所致类似疾病后，方可诊断。

4. 观察对象

长期接触正己烷后无周围神经损害体征，但具有以下一项者：

a）肢体远端麻木、疼痛，下肢沉重感，可伴有手足发凉多汗、食欲减退、体重减轻、头昏、头痛等；

b）神经-肌电图显示可疑的神经源性损害。

5. 诊断与分级标准

5.1 轻度中毒

上述症状加重，并具有以下一项者：

a）肢体远端出现对称性分布的痛觉、触觉或音叉振动觉障碍，同时伴有跟腱反射减弱；

b）神经-肌电图显示有肯定的神经源性损害。

5.2 中度中毒

在轻度中毒的基础上，具有以下一项者：

a）跟腱反射消失；

b）下肢肌力4度；

c）神经-肌电图显示神经源性损害，并有较多的自发性失神经电位。

5.3 重度中毒

在中度中毒的基础上，具有以下一项者：

a）下肢肌力3度或以下；

b） 四肢远端肌肉明显萎缩，并影响运动功能。

6. 处理原则

6.1 治疗原则

6.1.1 脱离接触;

6.1.2 中西医综合疗法，辅以针灸、理疗和四肢运动功能锻练等。

6.2 其他处理

轻度中毒者痊愈后可重返原工作岗位，中度及重度患者治愈后不宜再从事接触正己烷以及其他可引起周围神经损害的工作。如需进行劳动能力鉴定，按GB／T16180处理。

7. 正确使用本标准的说明

见附录A（资料性附录）。

附录A

（资料性附录）

正确使用本标准的说明

A.1 本标准适用于职业活动中长期接触正己烷所致慢性中毒病例的诊断和处理。非职业性慢性正己烷中毒也可参照执行。

A.2 多发性周围神经病是本病的临床特点和诊断起点，诊断多发性周围神经病的依据是以四肢远端为重的双侧对称性感觉异常或感觉障碍、下运动神经元性运动障碍以及神经–肌电图出现神经源性损害改变等表现。其诊断的分级，依据周围神经损害的程度。

A.3 诊断分级标准中提及的肌力检查方法及分级原则按GBZ76中的附录C《肌力分级标准》执行。

A.4 诊断分级标准中所提及的肌电图检查方法及异常结果的判断基准按GBZ76中的附录B.1及B.2执行。

A.5 观察对象有周围神经损害的早期症状而无明确的体征，或神经–肌电图仅显示可疑的神经源性损害，故不列为中毒。但因部分观察对象实为潜伏期中的慢性正己烷中毒患者，潜伏期可长达3

个月，故观察对象应脱离接触，并接受3个月的观察，观察期间注意可能出现的周围神经损害，3个月观察期间无周围神经损害证据者，可排除慢性正己烷中毒。

A.6 尿2，5-己二酮仅为近期正己烷接触的指标，不与慢性正己烷中毒的临床表现相关，故未列为诊断指标。

A.7 慢性正己烷中毒的治疗应使用综合疗法，包括脱离接触、保证患者有足够营养、给予B族维生素、能量合剂、活血化瘀、通络补肾的中药、及辅以针灸、理疗、和四肢运动功能锻炼等。

GBZ/T 284—2016

▲ 正己烷职业危害防护导则

前 言

根据《中华人民共和国职业病防治法》制定本标准。

本标准按照 GB/T 1.1–2009 给出的规则起草。

本标准主要起草单位：深圳市宝安区疾病预防控制中心、广东省职业病防治院、深圳市职业病防治院、深圳市福永卫生监督所。

本标准主要起草人：吴礼康、丘创逸、刘益民、朱志良、黄先青、田亚锋、蔡日东、芮新明、张新东。

1. 范围

本标准规定了正己烷职业危害防护的基本要求、职业接触的危害识别与风险评估、风险控制以及应急处理与救援等内容。

本标准适用于存在正己烷职业接触的用人单位，也适用于职业卫生监督管理部门与职业卫生技术服务机构。

2. 规范性引用文件

下列文件对于本文件的应用是必不可少的。凡是注日期的引用文件，仅注日期的版本适用于本文件。凡是不注日期的引用文件，其最新版本（包括所有的修改单）适用于本文件。

GBZ 1　工业企业设计卫生标准

GBZ 71　职业性急性化学物中毒的诊断　总则

GBZ 84　职业性慢性正己烷中毒诊断标准

GBZ 158　工作场所职业病危害警示标识

GBZ 159　工作场所空气中有害物质监测的采样规范

GBZ/T 160.38　工作场所空气有毒物质测定 烷烃类化合物

GBZ 188　职业健康监护技术规范

GBZ/T 194　工作场所防止职业中毒卫生工程防护措施规范

GBZ/T 195　有机溶剂作业场所个人职业病防护用品使用规范

GBZ/T 205　密闭空间作业职业危害防护规范

GBZ/T 224　职业卫生名词术语

GBZ/T 225　用人单位职业病防治指南

GB/T 11651　个体防护装备选用规范

GB 14866　个人用眼护具技术要求

GB/T 16180　劳动能力鉴定 职工工伤与职业病致残等级

GB/T 18664　呼吸防护用品的选择、使用与维护

GB 50073　洁净厂房设计规范

3. 术语和定义

GBZ/T 224 界定的以及下列术语和定义适用于本文件。

3.1

指定防护因数 assigned protective factor；APF

一种或一类适宜功能的呼吸防护用品，在适合使用者佩戴且正确使用的前提下，预期能将空气污染物浓度降低的倍数。

4. 职业危害防护的基本要求

4.1　正己烷职业危害防护基本要点

正己烷是一种饱和脂肪烃类毒物。因其具有高挥发性和高脂溶性，可在体内蓄积并侵害神经系统而导致职业性急性或慢性中毒。慢性正己烷职业中毒的特点是隐匿而缓慢，常呈群发性。在使用除污清洁剂或有机黏合剂前应明确其成分或挥发性组分，不应在密闭空调等通风不良的环境下安排劳动者从事接触正己烷工作或连续加班工作。

4.2　用人单位基本职责

4.2.1　应设置职业卫生管理机构（组织），配备专（兼）职的职业卫生管理人员并接受职业卫生培训。按照《职业病防治法》要求建立职业病防治责任制并向所在地安全生产监督管理部门申报职业病危害项目。

4.2.2　应开展职业病防治工作，保护劳动者健康。具体办法可参照 GBZ/T 225。

在控制和消除职业病危害方面，应做好以下工作：

a）在建设项目可行性论证阶段，应委托取得相应资质的职业卫生技术服务机构进行职业病危害评价。涉及职业病危害严重的建设项目，在初步设计阶段，应委托具有资质的设计单位编制职业病防护设施设计专篇，并报送建设项目所在地安全生产监督管理部门审查并验收。若未落实职业卫生“三同时”规定就已投入生产运行，应进行职业病危害现状评价；

b）应委托取得相应资质的职业卫生技术服务机构，按照 GBZ 159 和 GBZ/T 160.38 要求对工作场所空气中正己烷每年至少进行一次检测和评价。对不符合国家职业卫生标准和卫生要求的工作场所应立即采取相应的治理措施，确保其符合职业健康环境和条件的要求；

c）在工作场所醒目位置应设置公告栏、警示标识和警示说明，使进入人员知悉工作场所存在的正己烷职业的危害后果和防护措施。警示标识的设置应符合 GBZ 158 的规定；

d）制定正己烷职业危害防护设施维护制度，由专（兼）职人员定期进行维护、检修，确保正己烷职业危害防护设施处于正常工作状态。

e）应建立、健全职业卫生培训和个人防护用品发放使用管理制度。应对劳动者进行上岗前、在岗期间的职业卫生相关知识培训，确保劳动者具备必要的职业卫生知识，能正确使用正己烷职业危害防护设备和个人防护用品。按照 GBZ/T 195、GB/T 11651、GB/T 18664 的要求为劳动者配备有效的个人防护用品并督促劳动者正确使用和维护；

f）应建立、健全职业健康监护制度。按照 GBZ 188 的规定委托具有相应资质的医疗卫生机构进行职业健康检查；

g）应建立、健全正己烷职业危害卫生档案和劳动者健康监护档案。

4.3　经费保障

应确保正己烷职业危害防治管理必要的经费投入，为正己烷接触者缴纳工伤保险费。

4.4　应急救援

应建立、健全正己烷职业危害应急救援预案并进行演练。

4.5　急性事故

若有急性正己烷职业危害事故发生，应按 GBZ 71 的规定执行。

5. 职业接触的危害识别与风险评价

5.1　职业接触的危害识别

5.1.1　接触场所和溶剂

5.1.1.1 印刷、五金、电子等行业：除污清洁剂。

5.1.1.2 皮革鞋业：黏合剂。

5.1.1.3 油漆行业：稀释剂。

5.1.1.4 粘胶剂制品业：制造、使用。

5.1.1.5 日用化学产品制造业：花香溶剂萃取。

5.1.1.6 食品制造业：粗油浸出。

5.1.1.7 石油加工业：催化重整。

5.1.1.8 塑料制造业：丙烯溶液回收。

5.1.1.9 其他可能存在正己烷的工作场所：如使用白电油、石油醚、粉胶、天那水、去渍油、开胶水、开油水等溶剂的作业。

5.1.2 识别方法

5.1.2.1 通过资料来掌握正己烷的基本信息（包括物质鉴别、外观和气味、物理化学性质、反应性和接触限值等）。

5.1.2.2 正己烷接触机会识别，包括：

a）用人单位应组织工程、生产、环境与安全、职业病防治等人员对生产工艺流程、使用的原材料、涉及工人数量、可能进入人体的途径、现场可见的情况等进行分析，确定在生产、运输、包装和使用正己烷时产生危害的工种与岗位；

b）用人单位在采购诸如除污清洁剂、黏合剂、稀释剂等溶剂时，应要求供应商提供合格的化学品安全技术说明书（MSDS）和挥发性组分检测报告原件，以确定这些溶剂是否含有正己烷；

c）用人单位在使用不明化学成分的溶剂时应进行抽样分析，以确定挥发性气体中是否含有正己烷；

d）查阅工作场所检测报告；

e）应重点关注以往发生过正己烷中毒的生产环节或工作岗位；

f）其他途径，如监督管理部门的监督意见和技术服务机构的建议、专业文献等。

5.1.3　主要人群和高危人群

5.1.3.1　主要接触人群包括：

a）使用正己烷作为除污清洗剂、黏合剂、稀释剂和萃取浸提剂的劳动者；

b）生产、运输、包装和存储正己烷的劳动者；

c）上述人员周围的劳动者可能间接接触正己烷。

5.1.3.2　高危人群识别：

a）应安排劳动者在上岗前、在岗期间和离岗时进行职业健康检查。按 6.7 要求判断劳动者是否适合正己烷工作；

b）若发现劳动者萎靡不振，四肢末端感觉异常，进而有握拳不力、难提重物，尤其是上楼梯困难、行走无力等下肢受累较重现象，出现以多发性周围神经损害为主的临床表现，应立即调离原岗位，并安排职业健康检查与治疗。特别是空调环境或密闭空间使用正己烷时应更加给予高度关注。

5.1.4 接触途径

在从事职业活动时，正己烷主要以蒸气形式经呼吸道吸收，亦可经皮肤和（或）眼睛黏膜、胃肠道直接接触进入人体。

5.2 风险评估内容

5.2.1 正己烷在生产、运输、包装、存储和使用等工作场所的逸散范围。

5.2.2 产生最大浓度的时间段。

5.2.3 可能接触正己烷的劳动者及数量。

5.2.4 接触量的影响因素，包括工作场所布局、运输或转运的密闭化和自动化情况、职业安全卫生操作规程、工作场所的清洁与整理、个人防护用品与防护设施的适用性、数量及其运行和使用状况等。

5.2.5 用人单位、职业卫生管理人员和劳动者有关正己烷危害防护知识及职业卫生安全操作规程的掌握和职业卫生培训情况。

5.2.6 现行的职业接触风险控制措施的运行情况以及是否需要采取新的预防措施。

5.2.7 现有劳动者的健康状况和历年接触正己烷作业工人职业健康检查结果。

5.2.8 其他方面，如历年来发生正己烷职业中毒的情况等。

6. 风险控制

6.1　一般原则

遵循职业病防治的优先等级原则，首先是消除风险，其次是工程控制、管理措施和行为控制，最后是个人防护与职业健康监护，可参照附录A检查。

6.2　寻找替代品

采用其他低危险物质如医用酒精、异丙醇、正庚烷替代正己烷，从源头上尽量消除或降低风险。或选用正己烷含量较少的溶剂，保证工作场所空气中正己烷浓度符合职业接触限值的要求。

6.3　工程控制

6.3.1　密闭隔离

6.3.1.1　应按照GBZ 1的规定合理布局生产工艺，产生正己烷的作业尽量与其他作业分开，生产区域与非生产区域要有明显的标识。

6.3.1.2　应设置防护设施。优先采取机械化、自动化、密闭化与远程操作，避免直接接触。对卫生防护工程设计与施工应选择具备相应资质的单位，防护设施应是检验合格的产品。

6.3.1.3　地面可使用PVC等材料，保持地面平整，防止溶液的渗漏。

6.3.2　合理通风

6.3.2.1　局部通风：对生产工艺要求应在同一条生产线上操作，应做好局部通风排毒措施，不危害周围劳动者。应在产生正己烷的作业岗位安装局部机械吸风装置，局部机械吸风系统排气罩的设置应遵循形式适宜、位置正确、风量适中、强度足够、检修方便的设计原则，罩口风速或控制风速的设计应足以将发生源产生的正己烷排出，确保达到高捕集效率。吸风罩的安装应遵循以下原则：密（尽可能密闭）、近（尽量靠近正己烷的发生源）、通（要有足够的排风量）、顺（气流的组织方向要和有害物的散发相适应）、便（便于工人操作和检修），参见附录 B。

6.3.2.2 使用机械通风：采用机械动力进行通风，要注意气流通道之间不应有障碍物，保持适当气流速度以防发生涡流。污染空气排出路径不应流经劳动者。

6.3.2.3 使用自然通风：可通过门窗与屋顶天窗进行自然通风。如达不到预期效果，可在屋顶安装排气扇或排风导向板以提高空气流速。当通过天窗排出时，屋顶应避免设置机械通风进风口。

6.3.2.4 采取集中空调系统的工作场所，其换气量除能保持冷、热调节外，其新风量不低于每人 $40m^3/h$。按照 GB 50073 规定执行。

6.3.3 事故排风

可能突然产生大量正己烷的工作场所，应设置事故排风装置，事故排风宜由经常使用的排风系统和事故排风的排风系统共同保证。事故排风量应根据工艺资料计算确定。当缺乏资料时，换气次数每小时不应少于 12 次。事故排风的设置可参照 GBZ/T 194 的要求。

6.3.4　净化处理

排出到外环境的空气应净化处理，不应影响其他用人单位、劳动者和周围居民。若直接排入大气时，应引至屋顶以上 3m 高处；若邻近建筑物高于本车间时，应加高排放口高度。

6.3.5　通风测试

应包括风量、风速、净化效率、全面通风换气量的测定，各项计算公式可参照 GBZ/T 194 的要求。

6.4　管理措施

6.4.1　供应商应做到：

a）应有相应资质保证供应产品真实可靠，产品可溯源；

b）应提供合格物质安全数据说明书（MSDS）和挥发性组分检测报告。

6.4.2　可能存在或产生正己烷职业危害的设备、正己烷溶剂包装应有警示标识和中文警示说明。警示标识包括当心中毒、戴防毒面具、注意通风。警示说明应当载明正己烷的特性、职业危害、安全使用注意事项以及应急救治措施等内容。

6.4.3　定期维护并检测卫生防护设施，确保其处于正常状态，不应擅自拆除或者停止使用。

6.4.4 应在班前检查防护设施的有效性，在班中观察防护设施是否正常运行。

6.4.5 应及时盖好盛装正己烷的容器，不应在车间分装正己烷溶剂和使用敞开式（如大口茶杯）容器盛装正己烷溶剂来清洗物件，应使用金属盖压口的环保压壶来压取正己烷溶剂，对蘸有正己烷的擦洗布使用后要及时收集和处理，以降低空气中正己烷的浓度，降低风险。

6.4.6 在午间休息或下班后，在保证产品质量不受影响的情况下，将生产区域门窗打开，保持自然通风，降低正己烷浓度。

6.4.7 应定期检测工作场所空气中正己烷的浓度。

6.4.8 曾罹患过正己烷中毒的人员，不宜再安排从事正己烷相关的工作。

6.4.9 对存在正己烷职业危害项目应采用以下方式告知劳动者：

a）合同告知：与正己烷接触者签订的劳动合同中应载明接触正己烷可能产生的职业危害及其后果、职业病防护措施和待遇；

b）培训告知：正己烷接触者在上岗前、在岗期间应进行培训，培训中应告知正己烷的危害、防护措施以及应急救援步骤；

c）体检告知：正己烷接触者职业健康检查结果告知。按 GBZ 188 规定进行的职业健康体检的结果应及时书面通知劳动者，并对体检中存在的问题如实地告知并做好解释，让劳动者明白体检结果；

d）警示告知：存在正己烷职业危害的工作场所与储存场所应设置警示标识。设置的位置包括宣传栏、工作场所入口处以及工作场所醒目位置。岗位密集的工作场所每 3 个岗位设置 1 个，分散的岗位每个作业点均应设置。标识的尺寸大小与安装高度应符合 GBZ 158 的规定。在有可能发生急性中毒事故的醒目位置，公布急性正己烷中毒事故应急救援措施；

e）公告栏告知：在醒目位置公布有关正己烷职业危害防护的规章制度、操作规程、监测与评价结果；

f）工伤告知：工伤申报程序和工伤保险待遇告知。应通过公告栏、合同、书面通知或其他有效方式告知正己烷接触者工伤范畴、工伤申报程序及工伤保险待遇等相关内容，可参照 GB/T 16180。

6.5　行为控制

6.5.1　劳动者应注意个人卫生习惯，操作时尽量减少正己烷的逸散和接触时间，避免皮肤接触；在工作场所不应进食、饮水和吸烟。

6.5.2　与正己烷工作场所无关的劳动者不可进

入正己烷工作场所。如进入，应佩戴有效的个人防护用品。

6.5.3 不应在存放和使用正己烷的场所周边抽烟，以避免火灾发生，不宜把正己烷带出生产区域。

6.5.4 不应将正己烷用于生产以外的其他用途，如用正己烷清洗衣服、家具、皮肤等。

6.6 个人防护及管理

6.6.1 若危险源不能消除，工程控制达不到要求，应使用个人防护用品。

6.6.2 按 4.2.2.e）的要求配备个人防护用品，个人防护用品应有生产许可证、劳安标识（LA）与合格证。

6.6.3 正己烷侵入人体的主要途径为呼吸道、眼睛和皮肤，应重点考虑这些部位的防护。若操作不当，则按照 7.5 现场病人医疗救护的要求处理。

不同的部位应采取不同的方式防护：

a）呼吸防护：进入正己烷有害环境前，应先佩戴好呼吸防护用品。对于密合型面罩，使用者应先做佩戴气密性检查，以确认密合。在有害环境作业的人员应始终佩戴呼吸防护用品。当使用呼吸防护用品过程中感到异味、咳嗽、刺激、恶心等不适症状时，应立即离开有害环境，并应检查呼吸防护用品，确定并排除故障后方可重新进入有害环境；若无故障存在，应更换有效的过滤元件，可参考附录 B；

b）眼部防护：正己烷有可能飞溅到眼睛时，应配备符合 GB 14866 规定的眼部护具；

c）手部防护：不应徒手接触正己烷，应佩戴氟橡胶或腈橡胶防护指套或手套，防护手套检查方法：向手套内吹气，用手捏紧套口，观察是否漏气，若漏气则不能使用。

6.6.4 用人单位应培训和督促正己烷接触者正确使用和保管个人防护用品。应让劳动者学会正确佩戴、使用和维护个人防护用品。

6.6.5 用人单位在发放个人防护用品时应做相应的记录，包括发放时间、工种、个人防护用品名称、数量、领用人或代领人签字等内容。

6.6.6 及时维护并定期检测个人防护用品，若失效则应及时更换，可参照 GBZ/T 195。

6.6.7 正己烷独立操作间的门口应配置个人防护用品，如呼吸防护器、眼罩等。

6.7 职业健康监护

6.7.1 职业健康监护人群包括 5.1.3 列出的劳动者。

6.7.2 职业健康检查包括上岗前、在岗期间、离岗时职业健康检查。用人单位应组织正己烷接触者进行上岗前（新录用、变更工作岗位或工作内容）、在岗期间、离岗时职业健康检查。发生正己烷应急事故时，尚应进行应急职业健康检查。离岗时职业健康检查项目参照在岗期间职业健康检查。未进行离岗时职业健康检查，不应解除或者终止劳动合同。体检费用由用人单位承担，体检项目与周期应符合GBZ 188的要求。

6.7.3 劳动者如患有多发性周围神经病、糖尿病等职业禁忌，则不应从事正己烷作业。

6.7.4 职业性急性正己烷中毒、慢性正己烷中毒患者的处理原则执行GBZ 71与GBZ 84。

6.7.5 劳动者应与用人单位职业卫生管理人员合作，参加职业健康检查。

6.7.6 应完善劳动者职业健康检查档案管理。

7. 应急处理与救援

7.1 应急处理与救援的基本原则

7.1.1 发生正己烷泄漏事故时，立即报告企业相关部门，启动应急预案。

7.1.2 作业人员应迅速撤离至安全区，并对污染区进行隔离，严格限制人员进入。

7.1.3 应迅速切断火源。尽可能切断泄漏源，防止流入下水道、排洪沟等密闭空间。

7.1.4 不准许无防护救援。

7.1.5 密闭空间尽可能施行非进入救援，参见GBZ/T 205。

7.1.6 中毒事故现场应设立警示标识和警戒线。

7.2 制定应急救援预案

有可能发生急性正己烷职业危害（如存在泄漏的可能或大量使用时）的用人单位应建立应急救援机制、设立救援组织、配备应急救援人员、制定应急救援预案。应急救援预案应明确责任人、组织机构、事故发生后的疏通路线、紧急集合点、技术方案、救援设施的启动和维护、医疗救护方案等。一年至少演练一次，做好记录。

7.3 应急救援设施

7.3.1 有可能发生急性正己烷职业危害（如存在泄漏的可能或大量使用时）的工作场所应设置报警装置，配置现场急救用品、个人防护用品。

7.3.2 有可能发生急性正己烷职业危害的工作场所应配置冲洗设备，如提供应急冲淋装置和洗眼器。冲洗设备应取用方便，且不妨碍工作，保证发生事故后能在 10s 内得到冲洗。冲洗用水应安全并保证其持续流动，设置冲洗设备的场所应有明显的标识，醒目易找。

7.3.3 有可能发生急性正己烷职业危害的工作场所应设置应急撤离通道与必要的泄险区。

7.4 应急处置

7.4.1 应急救援人员应佩戴自给正压式呼吸器，穿消防防护服，参见附录 B。

7.4.2 少量泄漏：用沙土或其他不燃材料吸附

或吸收。也可用不燃性分散剂制成的乳液刷洗，洗液稀释后排入废水系统。大量泄漏：构筑围堤或挖坑收容，用泡沫覆盖，抑制蒸发。用防爆泵转移至槽车或专用收集器内，回收或运至废物处理场所处置。对泄漏容器的密封可用蛭石、干沙土、水泥粉等。

7.4.3 正己烷燃烧产物为一氧化碳和二氧化碳。灭火方法是用喷水冷却容器，用泡沫、干粉、二氧化碳等灭火剂灭火。处在火场中的容器若发生声响，周围人员应立即撤离。

7.4.4 发生正己烷职业危害的事故现场警示标识的设置。根据正己烷泄漏可能影响的范围，将事故现场划分为热区、温区、冷区，分别用红色、黄色、绿色警示线加以分隔。

7.5 现场病人的医疗救护

7.5.1 呼吸：如果接触者吸入大量正己烷，应迅速移至空气新鲜处，保持呼吸道畅通，注意保暖和休息。如呼吸困难，给输氧；如呼吸停止，立即进行人工呼吸，并尽快就医。

7.5.2 眼部：应立即提起眼睑，用流动清水或生理盐水冲洗 15min，及时就医。

7.5.3 皮肤：应立即脱去受污染的衣服，并用肥皂和清水彻底清洗污染的皮肤，及时就医。

7.5.4 吞入：应立即饮足量温水，催吐，并立即就医。

附录 A

（规范性附录）

工作场所正己烷职业安全卫生防护检查表

A.1　正己烷检查表的内容与使用

工作场所正己烷职业安全卫生防护检查表包含7个方面，分别是正己烷使用、储存和运输；工厂布局、通风与照明；机械安全；工作场所职业危害控制；辅助设施；应急准备与处理以及职业安全卫生管理，见表 A.1–A.7。在使用这个检查表时首先对工作场所进行巡检，然后按照检查表上的每个问题，寻找适宜的解决方法，并回答“是否要采取行动”。如果已采用或不需要采用该项措施，选择“否”；如果认为该项措施值得实施，选择“是”；在“备注”下写出应当采取措施的建议和位置，最后根据检查表上的要求检查后，对所有回答“是”的问题依据其重要性，确定需要“优先解决”的问题。

表 A.1　正己烷使用、储存和运输

	检查内容	是否要采取行动	备注
1	检查和评估化学品中是否含有正己烷，常见的含有正己烷的化学品有白电油、去渍油、石油醚、清洗剂、稀释剂、开油水、抹机水等，尽量选择正己烷含量少、无毒或低毒的化学替代品。	□是　□否 □会优先解决	
2	分装正己烷等化学品后应贴标签，标签不明的化学品，应指定一个名称。	□是　□否 □会优先解决	
3	暂不需要的化学品应密封后放置于工作场所的货架上或存放于仓库。	□是　□否 □会优先解决	
4	化学品应分类储存于仓库并作好记录。与供货商建立良好供货关系，实行正己烷“零”库存为最理想。	□是　□否 □会优先解决	
5	在正己烷的运输和贮存中应尽量采取密闭化和自动化运输，避免手工搬运，确保其包装完整。	□是　□否 □会优先解决	

表 A.2 工厂布局、通风与照明

1	总平面布置功能分区要明确，生产区与办公区、生活区要隔开。	□是 □否 □会优先解决	
2	储存或使用正己烷的区域应通风良好，进风口应设在室外空气清洁处。	□是 □否 □会优先解决	
3	正己烷逸散高风险区应加设局部排风系统。	□是 □否 □会优先解决	
4	正己烷作业岗位工作台设计应符合人机工效学原理，提高生产效率。	□是 □否 □会优先解决	
5	保证工作场所有充足的光线，最好利用自然光线，改善局部照明舒适度。	□是 □否 □会优先解决	

表 A.3 机械安全

1	操作按钮要用中文标注，紧急按钮要醒目。	□是 □否 □会优先解决	
2	停电检修设备，闸刀开关上要挂警示牌。	□是 □否 □会优先解决	
3	进入密闭空间从事正己烷作业要办理作业票，密闭空间外应有人监护，以防不测。	□是 □否 □会优先解决	

表 A.4 工作场所职业危害控制

1	工作场所中正己烷进入人体的途径和预防措施要告知劳动者，在正己烷作业岗位设置醒目的警示标识。	□是 □否 □会优先解决	
2	定期检测和评估工作场所正己烷的浓度，如有超标，及时治理，消除隐患。	□是 □否 □会优先解决	
3	按国家要求对正己烷作业劳动者进行职业健康检查。	□是 □否 □会优先解决	
4	对不同岗位正己烷的接触情况进行评估，制订个人防护用品计划。	□是 □否 □会优先解决	
5	有正己烷接触的工人，应使用安全有效的个人防护用品。	□是 □否 □会优先解决	
6	工作场所禁止进食、吸烟和饮水，饭前班后要洗手。	□是 □否 □会优先解决	
7	对孕期、产期、哺乳期间的女工采取特殊保护措施，及早调离正己烷作业岗位。	□是 □否 □会优先解决	

表 A.5 辅助设施

1	在工作场所附近设置适宜的休息场所和饮食场所。	□是 □否 □会优先解决	
2	设立厕所和盥洗间，保证工人进食、饮水前洗手洗脸。	□是 □否 □会优先解决	

续表

3	在工作场所设立存物柜和更衣室，不应将工作服穿回家。	□是　　□否 □会优先解决	

表 A.6 应急准备与处置

1	制订正已烷应急预案，并进行评估和定期演练。	□是　　□否 □会优先解决	
2	按企业规模配备相应的急救人员及应急救援说明书，并与附近医院建立医疗救援关系。	□是　　□否 □会优先解决	
3	工作场所设置正已烷监测报警装置，经常性组织劳动者查找职业安全卫生隐患。	□是　　□否 □会优先解决	
4	及时清除障碍物，确保紧急撤离通道畅通。	□是　　□否 □会优先解决	
5	工作场所按要求配备足够的灭火器、喷淋设备及应急救援个人防护用品，并教会劳动者使用。	□是　　□否 □会优先解决	
6	发生危害事故时，在依法控制和急救的同时应立即向上级部门报告，现场设立警示标识和警戒线。	□是　　□否 □会优先解决	

表 A.7 职业安全卫生管理

1	投资办厂前要做好职业病危害评价和安全评价，使安全卫生有保障。	□是 □否 □会优先解决	
2	实行法人代表负责制，制定职业病防治目标和职业安全卫生管理制度。	□是 □否 □会优先解决	
3	设置或指定职业卫生管理机构或组织，配备职业安全卫生专（兼）职人员。	□是 □否 □会优先解决	
4	按岗位制订正己烷职业安全卫生操作规程，对劳动者进行培训并实行监督。	□是 □否 □会优先解决	
5	建立职业病危害防护设施维护制度，确保职业病防护设施正常运行。	□是 □否 □会优先解决	
6	建立健全职业卫生档案，定期组织职业安全卫生检查与评估，不断改进职业安全卫生环境。	□是 □否 □会优先解决	
7	为劳动者建立健全职业健康监护档案。	□是 □否 □会优先解决	
8	确保职业危害防治管理必要的经费投入，为正己烷接触者缴纳工伤保险费。	□是 □否 □会优先解决	

附录 B

（规范性附录）
正己烷预防与控制信息

B.1　呼吸防护用品的选择

B.1.1　如工作场所正己烷浓度低于其立即威胁生命或健康的浓度（IDLH）值 3883mg/m^3，应根据其职业接触限值，计算危害因数，并选择 APF 大于危害因数的呼吸防护器。

B.1.2　正己烷属于有机蒸气类污染物，若选择佩戴过滤式呼吸防护用品，应配备 A 型滤毒罐或滤毒盒，关于滤毒罐或滤毒盒的使用寿命可向制造商了解。若工作环境为混合气体环境，防护用品选择可按 GB/T 18664 执行。

B.1.3　如工作场所正己烷浓度大于或等于 IDLH 值 3883mg/m^3 时，或浓度未知，或缺氧，或无法确定是否缺氧时，选择的呼吸防护器有：配全面罩的正压式携气式呼吸防护用品；在配备适合的辅助逃生型呼吸防护用品前提下，配全面罩或送气式头罩的正压供气式呼吸防护用品。

B.1.4　根据正己烷作业环境选择呼吸防护方法见表 B.1。

表 B.1 根据正己烷作业环境选择呼吸防护方法表

有害环境		使用的呼吸防护用品种类													
		隔绝式									过滤式				
		携气式				供气式					送风过滤式			自吸过滤式	
		正压式		负压式		正压式			负压式		防毒			防毒	
		H	F	H	F	H	T	L	H	F	H	T	L	H	F
氧气浓度未知		—	√	—	—	—	√[a]	—	—	—	—	—	—	—	—
缺氧：氧气浓度＜19.5%		—	√	—	—	—	√[a]	—	—	—	—	—	—	—	—
正己烷浓度未知		—	√	—	—	—	√[a]	—	—	—	—	—	—	—	—
正己烷浓度≥3883mg/m³的环境		—	√	—	—	—	√[a]	—	—	—	—	—	—	—	—
正己烷气体浓度（mg/m³）	＜1800	√	√	√	√	√	√	√	√	√	√	√	√	√	√
	＜3883	√	√	—	√	√	√	√		√	√	√	√	—	√

√：表示允许选用；H 表示半面罩；F 表示全面罩；T 表示全面罩和送气头罩；L 表示开放型面罩。
a：辅助逃生型呼吸防护用品应适合正己烷 IDLH 浓度（3883 mg/m³）的环境性质。例如：在正己烷浓度未知是否缺氧及缺氧环境下，选择的辅助逃生型呼吸防护用品应为携气式，不允许使用过滤式；在不缺氧，但正己烷浓度超过 IDLH 浓度的环境下，选择的辅助逃生型呼吸防护用品可以是携气式，也可以是过滤式，但应适合正己烷的浓度水平。

B.2 皮肤防护用品选择

B.2.1 劳动者应选择合适的皮肤防护用品并进行适当的维护，以保证接触正己烷时能起到有效的保护作用。皮肤防护用品（手套、套筒、防护服）的选择亦要基于劳动者接触正己烷的浓度和时间。各种材料对正己烷渗透的抵抗能力见表 B.2。

表 B.2 不同材料对正己烷渗透的抵抗能力

材料	穿透时间 h
腈橡胶	>8
聚乙烯醇	>8

续 表

材料	穿透时间 h
聚四氟乙烯	>8
氟橡胶	>8
丁基橡胶	<1 [a]
天然橡胶	<1 [a]
氯丁（二烯）橡胶	<1 [a]
聚乙烯	<1 [a]
聚氯乙烯	<1 [a]
a 不推荐，可能发生穿透侵蚀。	

B.2.2 评估皮肤防护用品的防护能力，用人单位应参考可信的数据和制造商的推荐，如不同厂家生产的类似防护服化学耐受性有显著的不同（比如丁基橡胶）；混合材料的化学耐受性与其含有的任一纯组分材料有显著区别等。

B.2.3 作业人员需穿戴工作服、工作裤、或其他类似的全身覆盖防护措施，并且每日清洗。用人单位应提供寄物柜或其他密闭区域，分别存放作业人员的工作衣物和生活衣物。下班后劳动者应脱下工作服，送去清洗。应告知洗涤人员污染物的潜在危害和预防措施。

B.2.4 任何有化学耐受性的防护服和防护手套在使用时都要定期检测，以确保其防护的有效性。

B.2.5 在炎热天气或闷热不通风的作业场所，需考虑其透气性能。

B.2.6 在任何涉及有毒腐蚀性溶剂操作中，应佩戴防溅式化学护目镜和面罩，以免液体溅入眼睛。

B.3 通风排毒的具体要求

进气口与排风口应保持相离 10m 以上的距离，防止排出的污染空气又被吸回室内。排毒要求的控制风速在 0.25m/s~3m/s 之间，常用风速为 0.5m/s~1.5m/s。管道风速采用 8m/s~12m/s。柜形排风罩内有热源存在时，应在排风罩上部排风。密闭设备宜尽量减少漏风的缝隙和孔洞，仅设置必要的观察窗、操作口及检修口。密闭设备内应有一定的排风量，保持处于负压状态。排风量一般要求能在操作口和检修门开启时，达到要求的控制风速。